[加] 约翰·贝曼（John Banmen）—编

刘宛妮————————————译

萨 提 亚
冥 想 经 典

Guided Meditations and Inspirations
by Virginia Satir

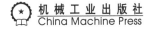

机械工业出版社
China Machine Press

图书在版编目（CIP）数据

萨提亚冥想经典 /（加）约翰·贝曼（John Banmen）编；刘宛妮译 . -- 北京：机械工业出版社，2022.4（2025.5 重印）
书名原文：Guided Meditations and Inspirations by Virginia Satir
ISBN 978-7-111-70550-5

I. ①萨… II. ①约… ②刘… III. ①精神疗法 IV. ①R493

中国版本图书馆 CIP 数据核字（2022）第 061161 号

北京市版权局著作权合同登记 图字：01-2022-1097 号。

萨提亚冥想经典

出版发行：机械工业出版社（北京市西城区百万庄大街 22 号 邮政编码：100037）
责任编辑：向睿洋
责任校对：殷 虹
印　　刷：北京联兴盛业印刷股份有限公司
版　　次：2025 年 5 月第 1 版第 6 次印刷
开　　本：147mm×210mm 1/32
印　　张：7
插　　页：2
书　　号：ISBN 978-7-111-70550-5
定　　价：69.00 元

客服电话：（010）88361066 68326294

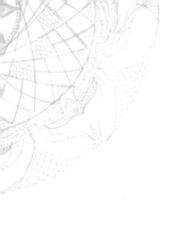

目　录

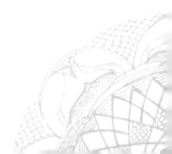

我很兴奋地看到约翰·贝曼博士在出版了《萨提亚冥想：内在和谐、人际和睦与世界和平》一书后，又编辑出版了这本《萨提亚冥想经典》。

我从 2005 年至今，一直跟随贝曼老师学习萨提亚家庭治疗。我很感谢贝曼老师把萨提亚家庭治疗带到了中国，感谢他近 20 年来为萨提亚家庭治疗在中国的发展所做出的贡献。我感谢他让我"认识"了萨提亚，爱上了萨提亚家庭治疗。

维吉尼亚·萨提亚（1916—1988）是家庭治疗的首创者之一，是积极心理学先驱，在国际心理治疗界享有盛誉。2007 年美国心理治疗界最重要的期刊《心理治疗圈内人》

（*Psychotherapy Networker*）公布的调查显示，在过去的四分之一个世纪里，人们心目中最有影响力的治疗师前十名依次是：卡尔·罗杰斯、阿伦·贝克、萨尔瓦多·米纽庆、欧文·亚隆、维吉尼亚·萨提亚、阿尔伯特·埃利斯、默里·鲍文、卡尔·荣格、米尔顿·艾瑞克森、约翰·戈特曼。萨提亚位列第五，而且是其中唯一的女性。

我之所以喜欢萨提亚家庭治疗，并且16年来一直在国内的专业领域做萨提亚治疗模式的培训，传播萨提亚模式，是因为这个治疗模式的积极治疗取向、整体系统观，以及注重体验和积极转化的理念，与我国传统文化的理念相契合。

萨提亚相信每个人都有生命力，每个人都是生命力的独特展现，这一生命力推动人们积极成长。每个人都拥有自己的内在资源，需要寻找自己的资源，以便确定其自我价值。人有能力改变自己，改变永远是有可能的。

萨提亚的冥想就以上述理念为基础，推动人们做出积极正向的改变与成长。这一过程如同萨提亚本人所说："我的冥想是指导性的、前瞻的。前进是成长的方向。"

我没有机会直接听到萨提亚本人带领的冥想，但通过阅读贝曼博士整理的萨提亚冥想内容的文字，通过每一次课上跟随贝曼博士带领的冥想，我对萨提亚的冥想有了深切的体验。萨提亚的冥想通常让人们先准备好自己的身体和心理状态，从关注自己的呼吸开始。当人们关注自己的呼吸时，就开始感受到自己神奇的生命力，感受到生命的力量。通过关注呼吸，关注身体的各个部分，人们就可以慢慢放松下来，让关注外界的散乱的注意力集中起来，让被外部环境侵扰的内心安静下来。在内心的放松与安静中，积极的引导语把人从意识带入潜意识，再回到意识。在引导之下，人们在这个历程中体验着自己，对自己进行着深入的探索，在探索中感受到自己的真实，感受到自己各种丰富的情感，有时会有悲伤，有恐惧，有愤怒，有愧疚，但同时会感受到一种力量——一种真实的力量，一种与自己久别重逢的喜悦与兴奋。这种喜悦与兴奋让人感觉全身充满活力，感觉到自己很美好，自己周围的人、周围的世界都很美好。

　　我自己和许多人在冥想之后都有一种很神奇、很美妙的感觉。这种神奇和美妙，源自人们接触到了自己生命中那股本已具足的生命力，那些宝贵的生命资源，萨提亚称之为"视、听、嗅、味、触的能力，感受和思考的能力，运动和说话的能力，以及最重要的——你做选择的能力"。人们随时随地携带着这些能力，以应对生命中的种种困境，让自己存活下来，也正在运用它们开创新的可能性。然而，我们往往忘记我们拥有它们，以为自己很匮乏，不能肯定自己，于是忙着四处寻找，忙着从别人那里索要，丢失了自己。萨提亚的冥想让我们在生命深处与那个"我本富足"的自己相遇，从而产生"把自己活出来"的强大动力。

在这本《萨提亚冥想经典》中，贝曼博士整理了萨提亚的 53 篇冥想词，并在这些冥想词之后分享了萨提亚隐喻自我八个部分的曼陀罗，冥想词和曼陀罗都可以帮助我们运用体验的方式了解我们自己。

我推荐这本书，因为我是萨提亚冥想的受益者，我也在我的培训中运用萨提亚冥想让更多人受益。我相信，广大读者也会通过阅读这本书，让自己忙碌的脚步慢下来，倾听内在那个真实的自己，感受到自己那些宝贵的资源，给自己赋能，活出和谐一致的自己，并且也能经由自己的改变，与家人、同事、朋友建立和谐的关系，享受生命的美好与幸福。

蔺桂瑞

首都师范大学教授

北京高教学会心理咨询研究会名誉会长

中国心理卫生协会大学生心理咨询专业委员会督导委员会委员

推荐序二

　　我曾是一名中学心理老师，在为学生进行心理辅导的时候，我发现很多学生的问题都和家长的一些教养方式、习惯、态度有密切的关联。那一刻，我就萌生了要学习家庭治疗的想法，在那之前我也参加过心理剧、完形、沙盘、精神分析等方面的学习与培训，而那一刻，我希望通过学习家庭治疗，从家庭系统的角度来认识学生、支持学生。

　　正巧，2006 年，经朋友推荐，我参加了在北师大举行的著名萨提亚家庭治疗大师玛利亚·葛莫利（Maria Gomori）的家庭治疗与家庭重塑培训项目。在培训中，我对雕塑带来的改变感到非常震撼与好奇。当时，有一位学姐对我说，如果想要理解改变是如何发生的，就要去向约翰·贝曼博士学习。那时贝曼博士正巧在北京讲授萨提亚转化式系统治疗咨询师的认证培训课程。带着好奇，我决定去向贝曼老师学习，以求知其然更知其所以然！我并不知晓这样的一个选择，会对我接下来的人生产生那么重要的影响。可以说萨提亚模式的学习改变了我人生的轨迹以及对生命的认知！

贝曼老师的讲解是那么入心、入情、入理，通过培训，对于心理咨询、对于人，我一下子有了非常透彻的理解和领悟。之前的学习对我而言是片段化的，我从不同的地方学习到不同的部分，总是感觉不那么完整，无法统整。而当我开启了这段旅程的时候，我开始对人、对关系产生更加完整、不同维度的认识，对于做咨询也开始更有信心。那一刻，我决定要深入进行学习，有个声音在我耳边说：这个方法如果真的那么有效，我须得先试一试。就这样，每天我都会把老师讲授的所有教学理念、工作方法、与来访者进行工作的方式，都尝试着在自己身上做练习，进行体验。

就这样，我发现自己内在的改变正在悄然发生，更有自信，很多过往的焦虑都渐渐不见了，内心也更有力量。当这些改变发生在自己身上的时候，我也更加有信心，相信对我有效的，对我的来访者、学生也同样有效。同时，我对于自己的行为带给他人的影响有了深入的觉察，而不仅仅关注他人是怎样对我的；视野和观照的角度不断拓展，不再仅仅活在自己的世界中，活在"我想要的世界"里，内心对他人也更加接纳与包容。通过这么多年的实践运用，我对生命有了更深的领悟，萨提亚模式在我眼里从一门技术，逐渐成为一门生命的艺术、一场生活的修行，心理咨询也从一份职业，逐渐成为对生命的使命与存在的意义的探索。

2008 年末，我有机缘与贝曼老师进行交流，他问我是否愿意做他的助理。记得当时我听到这个消息有些不敢相信，接下来对这个邀请感到十分兴奋与喜悦：这意味着我有了更多的时间与自己敬佩和爱戴的老师一起学习和工作。我毫不犹豫地答应了。那时我因身体健康状况正在休养中，随即辞去了学校的工作。在那一阶段，成为一名非常有胜任力的咨询师是我的目标。带着兴奋与喜悦，还有一份殊荣，我和贝曼老师一起在中国进行萨提亚咨询师的专业培训与萨提亚模式的传播工作，就这样一走就是 14 年的时间。

贝曼老师非常有大爱与智慧，怀揣着至少要帮助、支持6500 万人（这是根据中国人口计算出的一个临界值，如果这些人的生命有了改变或转化，整个系统就会产生改变）走向更加幸福、健康、成功的使命，在中国大江南北开展工作。如今已 87 岁高龄的贝曼老师每年都要花很多时间在中国进行教学及会议指导工作，在培训和工作坊中，无数家庭发生着奇迹般的变化。

萨提亚模式转化式系统治疗的宗旨是带给人内在和谐、人际和睦和世界和平，我们所有工作的核心是帮助人们成为更加完整的人，内外更加和谐一致，为自己的生命、情感、思想、行为更加负责任。这样，人们就可以更了解和认识自己，为自己做出合适的选择；可以拥有更高的自我价值感，活得更加自信与自主，实现自己的生命价值和意义。

在这个过程中，萨提亚冥想一直是深受带领者和学员喜欢的进入内在的方式。贝曼老师在开启每一次教学时都会运用冥想，帮助大家回归内在，安住内心，减少外在事情的牵绊。萨提亚冥想可以帮助我们对自己内在发生的事产生觉察和发现。它不仅仅能让人放松，放松是准备好自己的一部分，我们越放松，就越能够安住当下。除了放松，它还能启动我们对内在的深观和看见，对于进入生命成长历程的初学者而言尤其如此。我们可以跟随引导，以不同的视角去发现自己内在的宝藏和资源，在这个过程中，我们可以增强对自己的接纳和认识，可以更多地看见自己。我作为一名培训师和咨询师，在我的工作中也常常用到冥想。

在新冠肺炎疫情期间，我们为了帮助疫情中处于混乱不安状态的人们，积极组织在线冥想，带给人们更多的内在安定与和谐。很多人都反馈说冥想帮助他们度过了艰难的岁月，帮助他们在外在动荡中找到了内在的和谐，非常感谢我们。在线萨提亚冥想到现在已经进行了两年的时间，至今每周我们的带领者依然会创造一个主题冥想，带领大家一同进行。有很多人参与其中，有非常多的收获。

非常开心，这本由贝曼老师编写的《萨提亚冥想经典》终于与读者们见面了。这本书我已经期待很久了，书中的冥想主题都是经典，非常值得读者们一次一次聆听与体验。我翻开它，开始阅读，跟随着引导，心就越来越安定下来。书中的文字，带领我们走入了新的意识空间。每一篇冥想都让我们从不同角度开启与自己相遇的旅途，萨提亚女士透过每一个独特的视角帮助冥想参与者拓展自我认识的维度，给我们以心灵的启迪。通过不断深入体会，相信读者们会从中受益良多！

冥想已经成为我工作中不可缺少的一部分，学员们每次通过冥想都能对自己、对生命产生更深入的洞见！这本书中的文字不深奥，但很深邃，不用担心你读不懂，因为你内在生命中总会有与之共鸣的部分，它们存在于头脑之外！

面对外在世界的诸般混沌，这本书如及时雨滋润人们的心田，如一束光照亮内心不明之处，为处于紧张、忙碌之中的人们带来一份宁静祥和。引导式冥想将帮助人们开启更强的觉知，增强对自己的认识与发现，为人们注入希望，让人们看到新的可能性！

我想把这本书特别推荐给那些渴望认识自己、懂得自己、与自己联结、绽放自己的朋友，还有那些在生活中忙碌着，希望有片刻休息、安定的人们！

郝宗媛

贝曼萨提亚中国管理中心副主席

萨提亚模式培训导师、督导师、咨询师

推荐序三

在冥想中体验自我觉知、转化与成长

"闭上你美丽的双眼，用片刻的时间，体会从睁眼到闭眼的感受……感受你的呼吸……觉察到，你能够主动地接受你呼吸的空气……你允许呼吸的空气进入你准备好的、放松的身体，并以心灵的意志引导它遍布全身……"

"请你尽可能舒服地坐在椅子上，一边听这首音乐，一边做个深呼吸。在下个深呼吸时，感谢自己有能力呼吸，感谢你得自呼吸的能量。首先感谢自己活着，你继续呼吸，继续听着音乐，感谢自己今天来到这里，感谢自己决定要用这段时光来丰富自己，与人彼此联结、分享。如果你的身体有任何紧绷，请检查自己的脚放在地板上，背靠在椅子上，深深吸气到那紧绷的感觉里，给它一个爱的信息，谢谢它让你知道你的不和谐，然后用下一个呼吸送给它爱的抚慰……"

以上是两段冥想引导词，第一段是本书中"生命的呼吸"的节选内容，第二段则是玛丽亚·葛莫利老师带领的家庭重塑工作坊中，引导学员回顾自己出生及成长历程的冥想的开始。

在学习萨提亚模式之初，导师带领的萨提亚冥想常常是最能触动我和吸引我的部分。或长或短，萨提亚冥想让我能够在群体中独自进入自己的世界，去觉察自己身体的反应，内心的感受、情绪与想法自然的流淌。觉察自己与他人、自己与这个世界的关系，觉察自己的过往，想象自己的未来……一切就因为闭上眼睛、进入冥想而发生了神奇的改变。确实，在学习萨提亚模式的过程中，我的许多觉察、领悟与成长都是因冥想而发生、由冥想促成的。

2018 年，我曾受贝曼老师邀请，到他加拿大温哥华的家里住了一些日子。在和老师相处的过程中，我发现老师有一个习惯：每天晚上 10:00～10:30 是他固定的半小时冥想时间，他会进入冥想室进行冥想，我也和他一起进行冥想，体验和感悟都很多。此后，冥想除了是我带领工作坊、授课时帮助学员开启体验、觉察和领悟的重要方法与内容，也成为我日常进行自我联结、自我觉知和增强自己生命能量的有效途径。从中我受益很多，感受至深。

在萨提亚模式中，冥想是重要的增进自我觉察、自我疗愈和获得成长的工具与方法。冥想所带来的心理体验是丰富而鲜活的，它可以与我们的生命能量相联结，有效促进我们对自己内在的觉察、领悟，从而促成积极正向的转化。

相较于其他的冥想，萨提亚冥想是独具特点的。它具有萨提亚模式系统转化的特点，其内容浸透着萨提亚模式的信念和精神，很多时候它是有目标导向的：协助冥想者产生更强的自我价值感，更自主地进行选择，让冥想者更愿意承担责任，更加和谐一致。冥想的过程基于并体现系统性、体验性、正向导向、聚焦改变和运用自我这五个要素。它偏向于引导式、积极介入式，能帮助受引导者专注于当下，对自己的身体、认知和直觉进行觉察，更好地觉知自己，与自己联结，充分地体验自身的生命能量，汲取自己的内在资源，以获得疗愈和成长。在我多年的教学与培训中，冥想是我常用的可以较快让学员安定下来、回归内心，促进学员自我觉察和自我联结，从而获得领悟、转化式成长，并提高教学的感受性与体验性，从而提高教学质量的有效方法。

本书收录的 53 篇冥想都是维吉尼亚·萨提亚女士在世时在工作坊中带领和呈现的经典冥想作品，具有重要的意义。萨提亚女士已经去世三十多年了，我们不能再聆听她的引导语，但可以通过阅读她的这些经典冥想词与她联结。她留给我们的是萨提亚模式系统且珍贵的精神财富。我的老师约翰·贝曼博士在这本书上花了大量的时间和精力，他追随着自己的爱与使命，用心编写，终成此书。

经约翰·贝曼博士授权，我们很荣幸有机会将本书带入中国，感谢苏青、卫丽莉和张彤三位老师在本书翻译过程中给予的专业支持，感谢朱继承老师大力推动出版，是大家的共同努力让这些经典冥想得以和广大萨提亚模式的爱好者相遇。

这些经典冥想值得我们仔细研读、切身跟随和用心体验。透过这些冥想，我们有机会更多地了解萨提亚模式的精神和萨提亚女士的智慧，同时，更好地与自己和他人联结，体验自己鲜活的生命能量，在不断的觉知、转化与成长中，最终成为有自我价值、有自主选择能力并敢于担当、内外一致、和谐而幸福的人。

刘诚哲

心理学博士

BSCMC 认证培训导师

萨维亚教育科技（上海）有限公司董事长

前言

　　维吉尼亚·萨提亚的引导式冥想能够对人的体验产生强有力的影响。从根本上来说，这些冥想意在引导你专注于自己的内在体验。它们会帮助你增强对自己的感受、思想、期望乃至渴望的觉知。你将找到这些问题的答案：我如何体验此刻的自我？我如何用觉知引导我的能量，进入一种更为放松、平和、积极的存在状态？我如何成为更加真实的自己？

　　在萨提亚（1916—1988）去世多年后的此刻，你只能阅读她的冥想引导语，而无法聆听她的引导语。那么你能否在阅读（当然是睁着眼睛阅读）的同时，全身心地跟随她的指引？对此，读过她之前的冥想书的人给出了肯定回答。

你也可以在两人、三人小组或小团体中使用这些引导式冥想。一个人负责朗读其中的一篇或几篇，其他人跟随朗读者的引导进入心流状态。也有人用智能手机或其他设备录制了各种引导式冥想，以便在各种合适的时间和地点聆听它们。

萨提亚的引导式冥想往往有着多层意义，从简单的身体感觉和身体觉察，到整个生命不同层次的统一性。每次阅读或聆听一种冥想，你都将迎来一场对不同生命层次的探寻之旅。

本书穿插了多个原创的手绘曼陀罗。这些曼陀罗的作用是帮助你调动你的右脑体验，你的右脑掌管着直觉和创造力。我们希望这些曼陀罗可以帮助你激活并促进右脑的活动，让你从日常的认知体验，转向一种更加完整的、直观的体验。如此你会更加专注，并做到很多其他事。

当你安静地冥想时，可以用这些曼陀罗作为你的注意力集中点。最初，你可以把每一幅曼陀罗当作一个图像。试试看能否让自己沉浸于整幅曼陀罗之中。然后让整个图像成为背景，让自己专注于你个人的方方面面。或许可以将注意力从最外层的圆圈慢慢移动到中心，或者从中心慢慢移动到外圈。觉知你当下的体验。观察曼陀罗的时候，当你看其中的一个部分时，就把其他部分当成背景。始终专注于这幅曼陀罗，觉知当下的体验，特别是你的呼吸。刚开始，你可以每次如此沉浸 5 分钟，然后渐渐延长时间，例如延长到 30 分钟。

你可能会发现，保持专注 5 分钟很难。你也可能会发现，你立刻就放松下来了。你甚至可能会感受到你的全部能量转换成了一种平和的状态。请尽情享用吧！

在本书的结尾，我的同事斯蒂芬·巴克比（Stephen Buckbee）分享了萨提亚如何用曼陀罗帮助我们加深对自己的了解，以及在经验的八个层面上更好地关爱自己的方法。

我要感谢辛迪·穆勒（Cindi Mueller）和卡罗琳·内斯比特（Carolyn Nesbitt），她们帮忙准备了本书的原稿。我还要感谢萨提亚全球网络（VSGN），它延续了维吉尼亚·萨提亚帮助人们"成为完整的人"的事业，致力于帮助我们获得内在和谐、人际和睦与世界和平。

约翰·贝曼

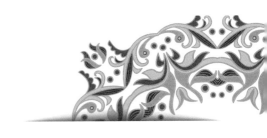

我使用冥想的目的

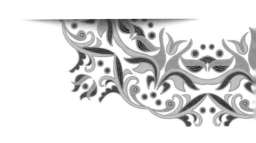

人们常常问我：我使用各种冥想法的目的是什么？可以说，冥想这件事是综合性的。我的理念所包含的一切，其基础都在我的冥想之中，反之亦然。我的冥想中的一切都与我的"成长模式"学说密切关联，并为之奠定了基础。换言之，对我来说，所有这些冥想都是为右脑成长——为自我的内在成长而抛下的锚。这样的冥想一定要是积极的，并完全由我们自身中直觉的、灵性的部分来指引。

当我引导或指导一次冥想时，我会触碰身心之中各种各样的领域。首先，我会走向自我之中直觉的或感觉的部分。接着，我转向身体部分，例如呼吸，将呼吸和放松联结起来。我想做的事情之一，就是告诉人们，学着有意识地呼吸和放松，我们就会获得一种充满力量的感觉。对我而言，呼吸和放松等同于力量。有意识的呼吸和放松，还有助于将分散的各个部分聚合起来，这也能给我们力量感。随即，我们会对自己产生积极的想法——对自己充满爱。进入呼吸、放松的状态，积极的结果便会水到渠成。

通过冥想，我仿佛是在人们的内心开展一项工作，通过人们各种感官的感觉、对自己的感受、呼吸和放松，将他们所拥有的一切聚合起来，让他们能够攻克种种难关。

我现在知道，我们之所以拥有涉足未知领域的能力，是因为我们具备各种资源，而不是因为我们知道了未知领域有什么，或有什么保障。我能够去任何地方，是因为我随身携带着我的各种资源。如果我能够让人们心神凝定，让他们意识到自己的资源，并且确信将带他们到达某个地方的正是这些资源，那么，我就能减少他们的恐惧。

在我的各种冥想中，心神凝定是为整合所做的准备。整合需要植根（grounding）、锚定（anchoring）和拓

萨提亚冥想经典

展（expansion），而不是只有旅程（journey）和想象（visualization）。我在所有冥想中想要实现的，是人们对自我价值的更强感知，和对自我力量的充分信任。为此，我总是在整合上下功夫，使用整合的方法来完成一种转换——从自我中认知的部分转向直觉的部分。我发觉，直觉的部分是一切的发端；而认知的部分所做的只是为我们所拥有的东西赋予形式而已。

实现这一切的基础是，冥想引导者必须充满爱与关怀，并且完全相信成长的可能性。

在你的内心深处有这样一个部分，它让你更丰盈、更自由地在人生中行进，而冥想就是专为到达这个部分而设计的。我希望，在你冥想时，你能够对自己身体的状况、身体回应你的方式，以及你的所思所想有越来越美好的觉知。

如果你很紧绷，氧气就不能到达你的全身。而如果你放松、自如，氧气就能遍布你的全身，这样你就可以与自己的身体建立联系，从身体中接收信号。当你的身体紧张时，你接收的信号大部分都将是消极的。如果你能通过呼吸放松身体，那么你就可以很快将身体恢复到积极的状态。这不是一种概念，而是一种现实的体验。

当你呼吸并放松时，你的身体更有机会获得健康，而你作为一个决策者，也更有可能做出更为正确的决定。你或许能够提醒自己，时刻不忘接收身体的信号。此后，你或许能够意识到，当你心情不好时，你的身体就会紧张，而如果你能让身体放松，你会进入一种新的状态。

对我而言很重要的是，每一个人都可以在冥想中获得积极的、个人化的意象。我引导的冥想是朝向未来的，于是一切都要向前看。前方是成长的方向，伴随着积极的、向前的情绪，身体会产生新的反应：情绪的浸润。

只有建立了信任，我才能引导一场冥想。通常，在一场冥想开始之前，我会和人们分享这次冥想是为了什么，然后鼓励他们尝试这种冥想。

许多人害怕冥想，我会告诉他们，纯粹地与自己相处是一种奢侈的享受，而冥想就是体验这一奢侈享受的良机，它让你能够与自我的每一个部分都建立联系，并品尝其中的滋味。我还让他们记住，无论什么时候，无论在发生什么，无论以何种方式，只要他们想停下来观望或观察，他们都可以停下来。

我将冥想视为一种刺激，或一种途径，让人可以到达自

萨提亚冥想经典

己的内在，找到生命的所在，并触碰到什么：让它轻轻地打
开——容许它自己打开。

对于本书中的各种冥想，你既可以独自朗读，也可为他
人诵读；既可以默读，也可以诵读并录音以供收听。你还可
以选择自己喜欢的音乐，作为背景轻柔地播放，以带来一种
积极的共振。音乐可以动人心，与一切能量相连，音乐也可
以增强氛围，推进冥想过程中的凝聚与放松。

请享受这些冥想吧，并且要记住，我的各种建议只是希
望促进成长，我不希望它们变成任何别的东西。最后，请一
定只选择适合你的冥想。

维吉尼亚·萨提亚

1988[⊖]

⊖ 经授权再次使用，来源为萨提亚全球网络。

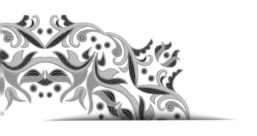

生命的呼吸

闭上你美丽的双眼。用片刻的时间，体会从睁眼到闭眼的感受。通常这意味着我们什么都看不见了。但现在，它只是意味着，我们要激发自己静守内在的能力。我们能够意识到并进行想法与行动之间的交流。现在，感受你的呼吸。请再次觉察到，你能够主动地接受你呼吸的空气。呼吸可以是一种被动的体验，但当你回归内在时，你就可以掌控呼吸对你的作用：你如何放松身体、如何让呼吸为身体赋予能量，都在你的掌握之内。呼吸不再是一种被动的体验，而成了一种主动的体验。你允许呼吸的空气进入准备好的、放松的身体，并以心灵的意志引导它遍布全身。你知道，呼吸能够到达身体的各处。

腹式呼吸是最充分的呼吸方式。我们现在使觉知与知识汇合，而当我们感到身体受到了呼吸的充分滋养时，这种汇合便显现出来。我们通过放松身体，使之成为可能。关注你身体的放松，它让你能够接受呼吸的空气。放松，如果你发觉任何地方出现了微小的紧张迹象，都要让它们放松下来。这些地方只有放松下来，才能为呼吸所滋养。

现在，用你的头脑去认知：以放松的身体接受呼吸的空气，就会产生新的能量。将来，当你感到虚弱的时候，你可以通过对呼吸的持续觉知来调整自己，让身体有意识地放松。你会获得力量。这力量会有生理的一面，也一定会有心理的一面。享用你此刻所拥有的力量，意识到通过呼吸，你将能够增强并延展你拥有的力量。当下，你正引领着你的力量，请好好感受你如何与这引领感相连吧。

接下来，我们要进行下一步：向你自己表达感激。在人生的此时此刻，你携带着过去的一切；你认识到，多年来你一直在学习。或许此刻，刻意向自己表达感激的感觉会遭遇反对的声音，如"你怎么做了这样的事情"，此时你的思想并不纯粹。那是旧时的声音。或许此刻，你觉知到你已敞开自己，准备好接收来自你——自我的所有者的有关价值与感激的信息，你知道你能做到。

现在，潜入你保存资源的内心深处。那些资源是我们的向导。它们是知觉——如何看、如何听、如何触、如何感、如何思、如何选择。它们仿佛是问题与期望。我们以极为美妙的方式拥有着这些资源。我们来看看它们不同的用途。

此刻，让我们先关注选择。所有这些资源我们已经用过几百万次，但即使我们使用了这么多次，它们此时此刻可能也没有告诉我们，如何使用它们才能得到我们想要的东西。我们现在可以学习。

另一件很重要的事情是，我们的心理空间每天都需要清理和重整。如果我们清点自己拥有的东西，找到其中我们不再需要的并怀着祝福送别它们，那么心的重整就会格外顺畅。用美好的善意送别它们。没有人会想要再去使用自己丢弃的东西，但它们之中所包含的能量可能会对某个人有益。我们不再需要那个东西——不论它是什么，它一度存在，而现在不再适用。我们发现我们愿意送它离开，是因为它不再适用，不是因为我们恨它，也不是因为我们爱它，而只是因为它不再适用。我们或许会发现，在与它紧邻的空间中，仍有适用的东西，我们尚未以新鲜的、美妙的方式使用它们。我们丢弃的东西所腾出的空间，成了我们开发新事物的空间，以及探索对已知事物的新看法和新用法的空间。这些空间让我们有了察觉存而未显的事物的新方式。我们让自己继续这种断舍离的实践，告别不再适用的东西，以更珍惜当下正适用的东西。我们会找到新的方式，去发现和增添我们所需要但尚未拥有的东西。让我们再在这里停留片刻吧：送别不再适用的东西，珍惜我们所拥有的适用的东西，并容许自己添加我们尚未拥有的东西。此时此刻，我们知道，我们的资源是为我们所用的，因为我们只能通过新的所见、新的所闻、新的所触、新的所感、新的行动，来获得我们未来需要的东西。

了解了如何保存能量，我们就是来自地心的能量的接收者。因此我们能够认知，能够理智地交谈，并能够使用概念来交谈。来自天上的能量让我们能够运用我们的想象力、我们的直觉、我们的灵感。这为我们进入新的领域奠定了基础。我们凭直觉感受到并尝试运用这种能量。这种能量，同认知的能量一道，在两个为我们所用的巨大资源库之间形成了一座桥梁——两个资源库分别来自理智和直觉。

当这两种能量发挥作用并相互融合时，第三种能量便产生了，这种能量让我们从内在走向外在，与那些已经准备好将接收器与我们相连的人联结。在那样的情况下，联结总是容易的。对于还没准备好的人来说，我们或许得帮助他们做好准备。可能尚未达到这样做的最佳时机，他们的接收器本身可能还没准备好打开——那么我们就可以让自身的光芒闪耀，允许自己积极地等待。我们等待，但不强求当下就接收信号，也不贸然动身赶往我们尚未了解的地方。我们可以冒险去尝试，但基本上只是为了观察对方身体的状态。我们可以先放下我们的爱，去做别的事，容许自己改日再回来。

　　在这一刻，让你自己意识到，我们开启了一个崭新的部分，它将帮助我们聚焦、去除杂念，让自身受益。现在，舒畅地呼吸，让自己充分地感受此时此地。睁开你美丽的双眼，如果感觉到想发出什么声音、做出什么动作，就让它们自然地流露出来吧。

萨提亚冥想经典

清理你的心理空间

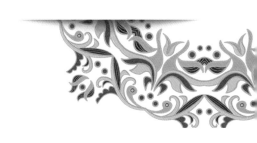

闭上眼睛，让自己觉知当下的体验，它让你感觉如何？当我冥想时、当我做其他所有事情时，我所期望的，是增强对当下发生之事的觉知——对你们、对我自己，我都如此期望。你的眼皮渐渐合上，而当它们完全合起来时，你感受到自己在创建环境。这是自我之中的环境，是内在的，你离开外在赋予的环境，不再感知他人的眼睛、他人的身体，只感知你自己的。待在这个环境中，这就是你想要的方式。

我们感受到，自己在有意识地创建一个环境，在这个环境中我想要做一点特别的事。这件特别的事是这样的：将自己沐浴在内在的觉知、尊重和爱之中。我为此创造条件。保持双眼轻闭，感受与我的骨骼之间的联结、与我身体平衡的联结、与我的身体和这把椅子的联结、与我的双脚和脚下的地板的联结。进而，为了让我的身体具备接受性，我任由自己的身体去反应。所有这一切都跟随着我明确的引导，因而也是我创造我所需要创造之物的工具。

我闭着眼，引导自己的身体放松，然后让自己觉知、关注自己的呼吸。当呼吸的空气进入我的身体，而我的身体已经在引导下放松，那么空气就会使我的身体充满养分。我试着将各个空间打开，我呼吸的空气会热切地去往这些空间。我能感受到平静与祥和。同时，我感受到力量，我知道就算我的注意力不在呼吸上，我也会继续呼吸。我的呼吸也和我一样，和其他每个人一样，享受片刻的关注——作为对它的存在的感激。

现在我深入内在，给"我"以感激：这个"我"，是我的生命力的显现。我正感受到"我"的价值——我作为生命

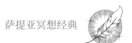

力之显现的价值。我正意识到，我是"牧羊人"，通过我的思想、我的感受和我的行为影响着我的生命力。再一次，我发现自己是自己命运的主宰。

这一刻，我觉知到我自己，而当我有意识地向"我"发出感激的信号，例如"我爱我，我珍惜我"时，就会发生另一件事。当我爱自己时，我就创造了让自己能够爱并珍惜他人的环境。我能够将"我"与过去学到的东西分隔开。我过去学到：你和我是分隔的，你和我对彼此而言可能是坏的，也可能是好的，可能是对的，也可能是错的。我将"我"与这些观念隔开。与这些观念相反，你也是生命的显现，而我可以用我尊重和感受自己的方式，打开一条与你相联结的路径。当我掌握了如何珍视"我"，我就重新理解了什么才是善待"我"、做对"我"有益的事。我感到，如果我有任何可能伤害"我"的习惯，我能够鼓起勇气改变这种状况，因为一切都在我的掌握之中。

当我觉知了对自己缺乏价值的恐惧，我就也能够觉知我的希求，我希求爱自己和他人，希求帮助自己成长，希求自己能够拿出最高水平的价值感来面对你。这样我就更能把你的生命力和我的生命力从我们的行为中分离出来，从而能够始终保护、支持我的生命力，也能够做出必要的行为改变。

在这样做时，我并非独行，因为我拥有许多奇妙的东西。现在，我想要走向那些资源的所在：那个神奇的地方，那个神圣的地方。在那里，我发现了我的各种能力——视、听、触、味、嗅，这些是我吸收事物的基本资源；以及感受和思想的能力，它们是对吸收进来的东西加以加工和选择的内在资源。此外，要记得，我拥有许多行动和言语，我的言语和行动契合于我的感受和思想，也契合于它们与我的所见、所闻、所触、所嗅之间的关联。这些全部都是一体的，所以在当下这个时间点，我的选择能力让我能够从我所学到的所有东西中择取此时此刻最适合我的那个。

然而，在我寻找我需要的东西时，我可能会发现，我并没有这个东西。因此，当我到达自己的资源所在之处时，我知道我已具备我所需的一切，去开发我想要的东西。我扫视了一遍我的心理空间，或许在寻找我需要和想要的东西。我或许会注意到一些多年未用过的东西，或者一些明显已经不再适合我的东西：陈旧的规则、陈旧的概念以及陈旧的结论。现在我已经有了些许智慧，我知道它们不再适合我，但我想要尊重这些东西，并允许它们离开。所以我用祝福送它们离开，让它们去旧事物该去的地方。这样，我的心理空间中就腾出了地方来迎接新事物。我开始了增添、放弃和联结

萨提亚冥想经典

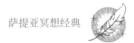

的旅程。如果我们有意识地让它发生，这一历程就将永远持续。这一历程中包含着生命力，包含着生命自行展开的自由。随着我们的需求变化、我们的愿望拓展，我们需要找到方法紧跟事态的发展。一个绝佳的方法就是，定期列出心理清单，列出我拥有什么：什么适合我，什么不适合我，以及我需要什么。

我知道，我已经拥有了资源，能够让这一切发生，也能够觉知到，作为这个宇宙的造物，我与来自地心的能量之间有关联，我能获取这能量。这不是因为我善良，也不是因为我聪明，而只是因为我是人。所有人都拥有这样的资源。与地心能量之间的联结时时刻刻就在那里。这种能量上涌，与我们相连，流经我们的双脚，流向我们的小腿、大腿、躯干，它携带着扎实的能量，携带着认知、思考、分析和衡量的能力——那是我们的一种美妙而重要的需求。

接着，来自天上的（同样是我们人类本具的）能量自上而下地流经我们的头颅、脸颊、脖颈、臂膊、双肩，进入我们的躯干。它带来想象、灵感和直觉的能量。这个部分神奇地为我们的生活带来质感、色彩和意义。它让我们能涂画、能舞蹈、能歌唱、能感受、能写诗。它让我们能够赋予孤立贫瘠的事物以质感。虽然我们很多人都拥有这种能量，但我们生命的这一部分一直蛰伏着，被忽视，被隐藏在恐惧中，被视作无足轻重。若要成为完满的人，这部分至关重要。它和我们的认知能力一样重要。

因此，当我们的所感和所想凝聚在一起时，它们就成了彼此完美的伙伴。我的所感可以装饰我的所想；我的所想可以澄清我的所感。我拥有这两种重要的、美妙的可能性，借此我创造出第三种能力——一种非常重要的能力：与我之外的他人相联结的能力。我知道我能与准备好并敞开着自己的接收器的人相联结，而他们也能够接收我。

也有一些人，他们的接收器准备好了，但没有打开，这样我就不能与他们相联结。这不是因为他们不好或者我不好，而只是因为没有那个可能。有些事我经过时就能够做到，我能够予人以光，但我也记得，花蕾尚未等到向我盛开的时机。那个人自己可能都意识不到。当我掌握了联结的能力，我就与准备好了的人相联结，并为尚未准备好的人留出空间。对于后者，我发光发热，但不要求他们满足我的任何期待。我只辨别和确认他们的处境，让他们按自己的节奏开放。这很重要，因为很多人雄心勃勃，以至于忘了成长是如何行进的：总是要按它自己的节奏。植物如果没有得到充分的日照和养分，可能永远不会绽放。当我们发现有人没准备

萨提亚冥想经典

好时，我们可以看一看能否给予他们一些养分和光照，帮他们绽放。

现在，充分地感知我们的呼吸，或许此刻可以将能量传送给每个人，包括你自己。让自己慢慢地、充分地回到此处，关注你想要关注的东西。再一次，请记住，我们可以去看一切，可以去听一切，但我们只吸收那些适合我们的东西。当你准备好时，睁开你美丽的双眼吧。

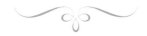

发掘你和你的身体——
你生活的神殿之间的关联。

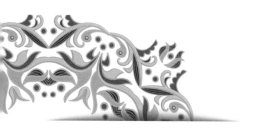

装填我们的智慧盒

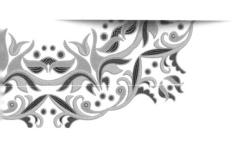

闭上你美丽的双眼。今天早晨，当你闭上眼睛时，你觉知到你传递给双眼的信息，以及你的双眼如何迅速地给出回应。你没有责备它们，没有对它们承诺任何事——你只是传达了一条信息，让你的双眼闭上，而它们很好地照做了。我们能否与全身各处都产生这样紧密的联结，以一样的、简单的方式传送和接收信息？我认为这是可能的。我们或许还不知道如何完全做到这一点，但偶尔给自己一些信息，让自己掌握自己的呼吸、更充分地体会内在、更舒展地掌控整个身体，并在此过程中发现紧张之处，这样做或许是有益的。我们现在就可以这样做，让呼吸的空气游遍全身。如果我们发现了紧张的部位，我们就稍做停留，对紧张的部位笑一笑，因为它告诉我们它需要某种东西，它需要我们的注意。我们可以让这个部位放松，并将注意随呼气送出体外。

我们现在能够感受到我们背部、大腿以及其他任何部位的任何紧张。如果你感受到任何紧张感，关注它，对它微笑，因为它给了我们信息。现在，放下它，让它随着呼气离开。现在，你的身体放松，心灵警觉，走向内在的更深处吧。你的身体与呼吸的空气中的生命力相连，而这一切尽在你的掌握。

深入内在，去到那以你之名保存宝藏的所在。当你到达内在深处的那个地方时，请你带着敬畏看一看你所拥有的东西：你向内和向外看的能力，听、触、味、嗅的能力，感受和思考的能力，行动和说话的能力，以及最重要的——你的选择能力。在某个时间点，在我们所拥有的全部资源——我们的所见、所闻、所触、所尝、所嗅、所感、所思、所言和所做的基础之上做出选择。在这个时间点，我们会选择适合我们的事物，除此之外，对于这一刻的其他一切，我们也能做到任其自流。

如果我们发现有许多东西不再适合我们、我们可能再也用不到，我们可以为它们曾带给我们的价值对它们笑笑，然后送它们离开。如果我们的智慧盒明确地告诉我们，某个我们曾经拥有的观念不再适用了，那个观念建立于不充分的信息之上，那么我们就可以丢掉那个观念。它曾经是有用的，因为在我们刚拥有它时，它是我们所拥有的最好的东西。但现在，我们接收到新的信息，它不再适用，所以我们现在可以对它说声再见，然后让它走了。

我们的智慧盒中有一个"愿望"也已经不再适宜，因为我们成长了。我们见识了更多，而那个愿望属于过去没有这么多见识的我们。我们可以放开它，并在它的空位上创造一个新的愿望。让自己可以自由取舍所拥有的一切。不管它是什么东西，它都完成了服务于我们的使命，但它就像一些药一样，在对我们有益的同时，也产生了副作用，带来了其他的问题。理解了这一点，你就能够放走旧习，不是因为谁叫你这么做，而是因为你现在更充分地了解了自己，你能够做出选择，让它离开。

或许你每天穿行于你的宝藏和它们为你带来的东西中间

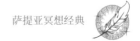

时，都可以允许自己这样做。你筛选出所有你拥有的东西，以及你现在需要的东西。如果你暂时不具备你现在需要的东西，就让自己去创造它、开发它、发现它。或许你已经发现，承认自己在生气也没关系。你还需要学习如何告诉自己和他人你在生气，让听者不因此对你产生防御。这是可以学习的。

当你在你的百宝箱前徘徊时，当你在这个收藏着只属于你的宝藏的地方徘徊时，或许你会觉知到，你的眼睛已经见过了许多，你的耳朵已经听过了许多，你的皮肤已经感受了许多，你已尝过、嗅过许多，你已想过许多，你已感受过许多，你已说过、做过许多。你也已经做出过许多选择，余生仍有更多选择等你去做。

一旦你明白了你能够做出新的选择，下一次你带着些许担忧和忌惮，从熟悉的地带走向新的领域时，你就会充分地明白："我从未去过那个地方，我怎么会知道它是什么样子的呢？"

但随着时间的推移，我们会看到新的图景。当我们神游到天上时，我们会发现那里一直存在着的能量。那能量流经我们的头顶、脸颊、脖颈和臂膊，来到我们的躯干，带着直觉、想象、感觉和梦想的能量，带着能让我们变得柔软、感性和敏锐的能量。那能量与来自大地的植根性（groundedness）能量相遇并交汇。植根性是我们脚踏实地的能力，是我们运用想象与直觉的能力，是我们赋予思想及情感以色彩与生命，并带着梦想与敏感性继续前行的能力。

我们结合两种能量，创造出第三种能量：一种从我们的双手流出的能量，它从我们的手臂流向我们的双手，再从指间流出，流向我们伙伴的指尖、双手和手臂。基于我们的植根性和梦想的能力，我们培养出这样的能量，它成为我们走向其他生命、接纳其他生命的基础。

再次觉知自己的呼吸。我想知道，你的内在是否有一个地方，能让你真正体会到你我都是奇迹。如果可以，请充分地允许自己以适合你的方式前进，向生命中的一切敞开自己。品尝它们，但只吸收适合你的、那些经受住了你的智慧盒的考验的。即使我爱你，即使你爱我，我仍可能给你某些对你而言完全没有意义的东西，就算它对我而言是有意义的。在彼此的相处中，我们需要有能力拥有自由和给予自由，不论我们爱得多深，人们只会拿取适合自己的那部分。现在，我们去下一个地方，在那里，我们的独特和珍贵、我们与他人相处的方式以及我们与自己相处的方式更清晰地显现出来。我们可以去发掘一些新的可能。

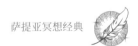

在你准备好时，请睁开你美丽的双眼。慢慢地睁开。它们闭了有一会儿了，如果你美丽的身体想要发出什么声音、做出什么动作，就在你睁眼的同时，让它们自然地流露出来吧。

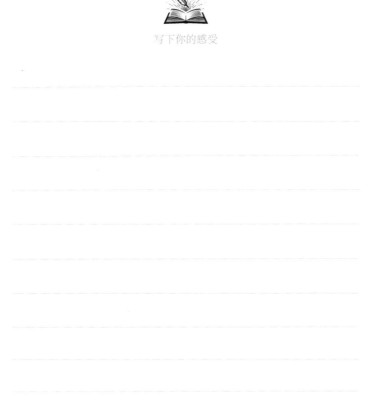

写下你的感受

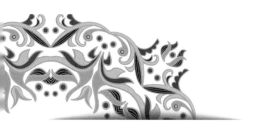

富足之地

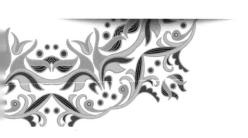

或许今天早上你会赋予你呼吸的空气一种色彩，一种对你而言代表着疗愈与滋养的色彩。假装你有看穿自己皮肤的能力。当那种美妙的颜色遍及你的周身时，注意哪些地方还没有被触及，鼓励呼吸到那里去。观察它的运动，如果你仔细看，或许你会观察到它如何将其美妙的养分抛在身后。你或许还可以想象，随着它的游走，它收集起那些无用的紧张。或许那颜色有了些许改变，当它离开你的身体时，它变暗了，但你所吸入的清新空气会让颜色重新变亮。或许你还可以认识到，这一切是多么奇妙，简直是一个奇迹。你认识到我们虽然无法控制自身的诞生和激活，但我们可以全然控制自身于此时此刻的存续及前进的方向。我们被赐予生命，以身体的形式。我们是那身体的"牧羊人"。

我们当下想要去了解我们身体的秘密，它们需要什么、它们如何运作——思想和情感如何融为一体，思想又是如何成为影响我们生活的一股强大力量。我们或许可以任由自己赋予思想以特定的形式和视角，以便当我们将其表达出来时，我们就能够看到我们究竟期望什么——为我们的期望描绘一幅积极的蓝图，然后引聚宇宙能量来将它实现。如果我们把积极的期望蓝图放在日光之下，不需要任何有关如何实现的线索，单是这一幅清晰的图景，就能让我们相信，宇宙是一片富足之地。富足会通过吸引的感觉走向我们——没有威逼，也没有利诱：只是吸引。我走向你，是因为这样感觉很好，而不是因为你会给我什么，或者我不去你就会伤害我，或者我去了你就会给我钱——而只是因为这样做让我感觉很好，并以某种方式使我更完整了。顾名思义，吸引律就是吸引、趋赴，如飞蛾扑火。就这样，在共振中，宇宙的富足向着我们走来，这种共振是如此有吸引力。请带着觉知再停留片刻，然后轻轻睁开你的眼睛。

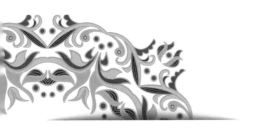

另一个奇迹

当你闭眼时，去感知，你的眼睑是多么迅速地回应了你的愿望。你不必将愿望说出来，你未曾苛责你的眼睑，你未曾给它们任何承诺。你只是想了想，你的眼睑就回应了你。我想，你身体的其余所有部分，也可以做到。你的整个身体都值得你爱和珍惜——它是一个奇迹，展现出你是怎样的一个造物；它是一个奇迹，展现出你拥有什么；它是一个奇迹，展现出内在的生命如何运行。你拥有它，这是生命本身真正的奇迹。

现在，觉知你的呼吸吧，它是另一个奇迹。只要你允许，毫不费力地，空气就进来了，它充满你的身体，滋养你的身体。打开你的身体迎接它，你就能够帮助它滋养你。你可以放下紧张，不要让任何一个部位紧绷，这样，你呼吸的空气就能够充满每一个缝隙，从你的脚趾尖到你的头顶。或许此刻你正在这个奇迹里徜徉。随着空气进入你的身体、经过你的肺部然后离开肺部，感受你腹部的外张。你的肺部和腹部是呼吸的绝佳搭档。或许你可以用片刻的时间感谢你的肺部、你的腹部，和所有在呼吸中起到作用的器官。

现在，走向内在更深处，向你自己发出一个感恩的信号。这个信号只意味着对你的一种感激，不会对其他任何人不利。在感激和接受自己的基础上，让自己明白，你能够在自己和他人之间建立起一个更为安全的根基。你将不必要求他人为你做什么；你将不依赖他们来告诉你你很好，或掌控你的自我价值。你自己就可以做到。或许此刻，你可以允许自己在往后的人生里都自己做主。你可以提醒自己，去关注奇妙的东西、美的东西，去觉知你是一个奇迹，我也是一个奇迹。当我们学会感谢自己、热爱自己的一切时，我们就能提升自己、美化世界，并增进与他人的关系。其实，热爱自己大概是做到这一切的唯一途径。这是普遍的事实……准备好的时候，睁开你美丽的双眼吧。

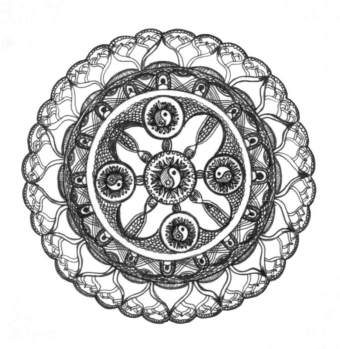

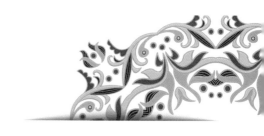

被呼吸滋养

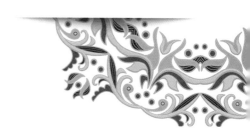

闭上你美丽的双眼。当你闭眼时，关注此刻，觉知从睁眼到闭眼的感觉。有时这意味着我们看不见了。但现在它只意味着我们加强了静守内在的能力，我们能够发觉并体验到我们的想法与行动之间的交流互通。

现在，觉知你的呼吸。去觉知，你可以主动地接受你呼吸的空气。呼吸可以是一种被动的体验，但是，一旦将空气吸入，你就能掌控它，让它帮助身体放松，并让它为身体赋能。呼吸不再是一种被动体验，而成为主动体验。你的身体已通过放松而准备停当，心灵也愿意将呼吸的空气引向全身各处，此时你吸气。最充分的呼吸会沉入腹部。我们将觉知与知识合二为一，这显现为一种体验。它显现为我们的身体被呼吸的空气充分滋养，而这是由于我们的身体是放松的。

关注你身体的放松状况，正是它造就了你对呼吸的空气的接受性。关注它，如果你察觉到任何部位出现微小的紧张，就让它们放松下来。放松下来，这些部位才能被呼吸滋养。现在，在理智上告诉自己：呼吸的空气进入放松的身体，就会产生新的力量。

将来，当你感到无力的时候，你就可以通过有意识地觉知自己的呼吸、有意识地让身体放松，来帮助自己获得力量。这力量有生理的一面，也一定会有心理的一面。享受你此刻所拥有的一切吧，也去享受你通过呼吸拓展和扩张这所有之物的方式。然后，感受你即将引领自身力量去往下一个地方：向你自己发出感恩的信号。

这些年你已学会了很多，在你生命的此时此刻，有意识地对自己表达感谢吧，虽然会有零星的反对声音，例如十年前你犯错时听到的声音："你怎么做了那样的事情？""你怎么能那样做？"你的思维并不总是纯粹——那些是旧时的

萨提亚冥想经典

声音，或许此刻你觉知到你是生命的显现，因此，对于来自你——自我的主人的珍爱与感激的信息，你敞开心扉，你受之无愧。现在，舒畅地呼吸，让自己充分地处于当下，然后睁开你美丽的双眼。

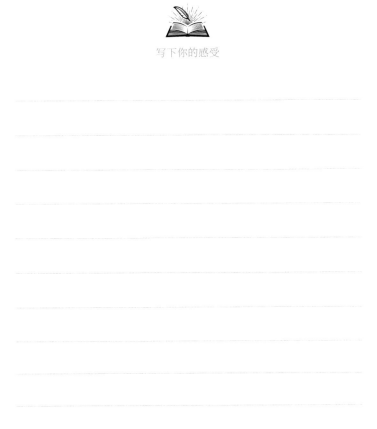

写下你的感受

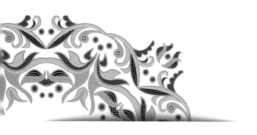

你与生命的联结

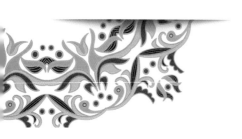

坐在椅子的正中，这样椅子就能帮你支撑你的身体——这样你身体的任何部分，都不必承担不平衡的压力。舒服地坐着。觉知你的呼吸。去觉知，你呼吸的空气是你与生命之间的联结，当你让身体放松时，呼吸的空气就能到达全身各处。友好地对待呼吸，你就给了它服务于你的机会。这时你的力量感——那种拥有积极的力量的感觉，在你的意识中浮现出来。

当我们来到这个阶段时，我们要意识到，在选择的关头我们有时会忘记呼吸，我们感到压力重重，而忘了可以选择一种更放松的方式。所以现在，你或许知道了，当你感到有压力时，你要呼吸，打开你身体的接受性。调整，因为你是你身体的主人。会有很多这样的时候：你从一个事物走向另一个事物，从一种未知走向另一种未知，你需要放松自己。所以，觉知你的呼吸吧，接受它，这样你就能感受到力量，从而更好地掌控你自己。

现在，走向内在，对"你"表达感谢。或许现在你更明白，也更愿意接受：你是独一无二的存在，你和每个人都有相似之处，又不同于每一个人。没有人与你完全相同，你能给予他人的一切恩惠、爱和能量，都是你的；即使别人忘记了，你也可以给予自己。你感到放松，你接受一切，现在，对自己的觉知表示感谢吧，用你头脑中出现的一切图像来表示感谢。当你准备好时，慢慢睁开双眼。

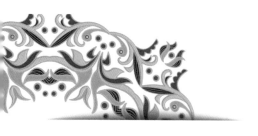

倾听你的身体

当我们闭上眼睛时，我们就创设了一个新的环境，我们将外界的图景隔绝在外，而能看见内在的图景。此刻，在你合上的双眼后面，去看内在的图景吧——图像、想象，不论你看见什么。现在，让我们再添上另一个奇迹——呼吸的奇迹。空气遍布于我们的周围，没有空气，我们就不能生存。我们毫不费力就能把空气吸入自己的身体。为了让呼吸的空气能够将它的养分留给我们，我们需要通过思想打开身体的接受性：我们向身体的所有部位发出信息，让它们放松。

觉知你双膝的状态。或许当你将注意力放在你的双膝上时，你会发现它们变暖了一些。如果它们是凉的，你可以让它们变暖。或许你现在发现它们有点紧张，你可以让它们放松下来吗？现在，关注你的双脚，感受每一根脚趾，感受你的足弓，感受你的脚踝。将注意力依次放在这些部位，去感受它们。接下来向上移，来到你的小腿，再一次，引导你的注意力来到你的膝盖，这是我们最美丽的关节之一。接着再向上来到大腿、躯干，觉知它们，让它们放松。如果发现了紧张之处，对它笑一笑——因为它让你知道了它是紧张的，然后让它放松下来。如果它向你传达出某种信息，那就停下来，用足够的时间去倾听。

接下来，继续向上移动，来到心脏的区域，让自己去想象：心脏，那颗美丽的心脏，是你整个系统的中心，它有规律地跳动，这让你知道你健康地活着。心脏有节奏地跳动，如果你想寻找心跳的迹象，你可以将手指放在脉搏上，直接地感受你心跳的证据。如果你想要更多的证据，你可以把手放在心脏的位置，去感受心脏的跳动。继续向上，来到你的胸腔和脖颈，注意放松你的肩膀，然后来到你的头部。想象你可以放松你的大脑。让你头部的所有部位都放松，放松你的眼睛，放松你的鼻子，放松你的耳朵。即使你现在不能全部做到，也请想象你做到了。把注意力放在这些部位，就是放松的开始。要知道，放松之中蕴含着力量，放松使呼吸的滋养成为可能。现在，感受你放松的身体。

经过了这一系列过程，此刻，你能否回想起那些似乎需要你格外注意的部位——或许是你的脖子或肩膀，又或者是你的双脚？记住，与其他部位相比，它们可能需要更多的注意，要乐于将注意力分配给它们。或许此刻你可以对自己的身体承诺，你会认真听取它告诉你的所有信息，这样你就可以给予身体它自己给予不了的东西。它愿意放松，它愿意跟随你的意愿，所以你也一定要告诉它放松，诚心诚意地告诉它。

舒畅地呼吸，充分地感受当下，睁开你美丽的双眼。

生命是进入、演化、离开的连续过程。
着力之处应在于
让整个过程成为一场欢庆。

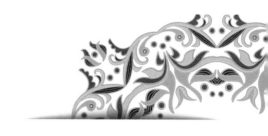

生而为人的庄严

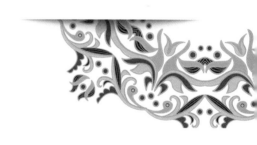

让我们做好准备，迎接这个只关注你、完完全全关注你的时刻，为此，请留神聆听你为自己指引方向的声音。我的声音只是将一些新的可能性引介给你的一种方式，或者说是让你对一些正在发生之事产生更充分觉知的一种方式。

让你的身体感到舒适。进入你的身体，找到所有紧张之处。对紧张之处笑一笑，然后让紧张随一次呼气离开。再向外走：走向你的脚趾、你的拇指、你的头顶以及其他部位——去找到紧张之处。你意识到当你这样做时，你本就在呼吸。现在，你可以将注意力转移到你的呼吸上吗？身体放松下来之后，让空气进入你的身体，并充满所有的部位。或许你可以赋予你呼吸的空气一种颜色，然后你就可以看着它在你的全身游走：游向你的所有器官，游向你的四肢、你的眼睛、你的头发，游向所有地方——珍贵的呼吸，带着氧气来滋养你。

你意识到，当你将注意力放在你的接受性上，即关注放松、为你的呼吸留出空间时，你就开发出了力量：既是心理的力量，也是生理的力量。现在你可以进一步去觉知，这种力量也可被视为一种凝定的状态。在心理上，你是一个完全的整体；在生理上，你也一直如此，但有时感觉上并非如此。呼吸和放松，就是你达到凝定状态的方式。

当你让自己的身体放松、让呼吸进入身体时，你就赋予了自己更充分、更准确、更恰当地运用所有感官和资源的能力，因为你处于一个更加完满的状态。

当你将身体放松至能够接纳你呼吸的空气时，我希望你做的，是把你的手或手指放在另一只手的脉搏上，轻轻地感

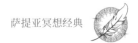

受你的心跳。通常你不会刻意寻找脉搏，但它就在那里。现在，用你的指尖感受你的心跳吧，感受你心脏的脉动。在感受的同时，让自己去觉知：心跳是一直在持续的，就像呼吸一样。就在刚才，我们让自己觉知到了它。我们感受到了生命力在身体内的起落，它被呼吸的空气滋养，被我们接纳。这一切一直都在发生，但我们总是忘记。

你的心脏将血液泵出，它是生命力的又一显现——就像你的呼吸一样。或许你知道血液是如何净化和催生你身体里的其他所有营养物质的。现在，答应自己，每当感到孤单或恐惧的时候就做两件事——感受自己的脉搏和呼吸。

轻轻地、轻轻地移开你的手，将双手放在你身上某个让你感到舒适的地方。你可能会想要把手放在某个你渴望触摸的地方：你的脖颈、肩膀、膝盖、大腿或腹部——哪里都可以。如果你没有感觉到明显的渴望，那么或许你想要用自己的双手，给予自己的身体一条爱的信息。觉知用自己的双手触摸自己的感觉。你可能会感受到用自己的手触摸自己脸颊感觉如何。去感受皮肤，感受在你触摸着包裹你整个身体的美妙皮肤时出现的各种影像和感觉吧：皮肤是我们最大的感觉器官。觉知你的呼吸、你的脉搏，感受你的皮肤——那就是你的自我，毫不夸张，给自己一个感谢"你"的信号吧。

或许今天早上你可以不去考虑你的行为，这很重要，你要全神贯注于你的庄严——生而为人的庄严。与此同时，意识到我们还有很多事可以了解：我们即将揭开身体、心灵和情绪运行的秘密。我们就要开始了。

现在，回到呼吸上来，有意识地关注呼吸，观察正在发生的事情。你在呼吸，如果你想要放松以使呼吸更为自如的话，现在就这样做吧。或许你可以让自己把这作为一个习惯，养成时常检查呼吸的习惯。

让自己与你美妙的资源相通：你的眼睛、耳朵、鼻子、嘴巴、毛孔，它们都在吸收和释放。我们称它们为感官，但它们是我们吸收与释放的通道——吸收外在的世界，释放我们的内在。正是释放与吸收的共舞，构成了我们连接内在与外在的宝库、实验室和资源。

现在，渐渐让自己回到你的房间，回到今天，回到此时此刻。当你感到完全回来时，睁开你美丽的双眼。睁眼时，如果感到想要发出什么声音、做出什么动作，就让它们自然地发生吧。

萨提亚冥想经典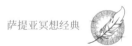

是时候珍爱自己

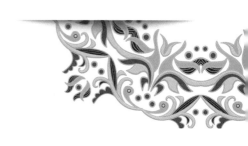

此刻，我想让你呈现给自己一个你的影像，这影像就像你在一张照片里的样子，姿态放松，脸上的表情仿佛在说你爱自己。这样的影像之所以能够呈现，是因为你以一种轻柔的方式充分地在场：说你想说的话，根据感受做出反应——你的整个身体展现为一个整体，与此同时，它是放松的。就在此刻，走入你的内在世界去感受吧，这样你才能让自己的外在看起来和你在影像中看到的一样。内在感觉如何？或许此刻，你可以让内在的自己说"我爱我，我珍爱我"，你还要让自己知道，这与你的行为无关。它只与一件事有关，那就是你是生命的显现。

当你这样做时，你的行为就会更符合适合你的标准。对你不利的行为，如暴饮暴食、过度吸烟、讲话过多等，都会减少。我们的出发点是珍爱自我，这个自我在我们对自己的爱的引导下得到滋养、开始发展，这时，要做出我们想要的行为就越来越容易了，从"生活不过如此"的泥沼中自拔、迈步向前也就越来越容易了。或许在这个时刻，我们可以提醒自己，从未有过真正的泥沼，那都是心理上的障碍。无论有什么创伤，无论有什么痛苦，无论有什么，我们都能抬起双脚，在心理上，在象征意义上，在隐喻的意义上。那么，此时此刻，当你掌握自己的呼吸，给自己一个感激的信号时，你或许也能给予自己勇气和爱，去做你现在所需要做的工作。

同时也要提醒自己你所拥有的资源：你视、听、嗅、味、触的能力，感受和思考的能力，运动和说话的能力，以及最重要的——你做选择的能力。

现在，渐渐将自己带回你的房间，带回此时此刻。当你感到完全回来了，就睁开你美丽的双眼吧。睁眼时，如果想发出什么声音、做什么动作，就让它自然地发生吧。

萨提亚冥想经典

放松的身体，充盈的呼吸

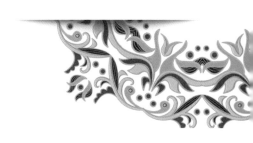

闭上眼睛，觉知你的想法与眼睑之间的交流——那只是一个想法而已。你没有承诺任何事，也没有责备，你只是传递给了眼睑一个想法，它们就闭上了。让我们再一次去觉知我们的想法和身体之间的关联吧，或许我们能够足够了解它们，从而可以有意识地在它们之间收发信息。信息的交换一直都在发生，有时我们捕捉到了它们，例如我们感到疼痛或紧张时。如果我们将其视为一种交流，并对其中的信息刨根问底，如果我们敞开了对意义的接受性，我们或许就能为自己的健康添砖加瓦。我们能够捕捉到信息，知道正在发生什么。我不能告诉我的血液如何流淌，我能做的是去聆听，或许我的血液或我的心脏能告诉我，由于我的某个念头或某个行为，我阻碍了血液的流淌。

现在，觉知你的呼吸，觉知呼吸的空气与生命之间的联结，最基本的联结。没有呼吸，生命就会终结。去觉知，吸气是一件简单的事，我们能有意识地让身体、感受和心灵放松下来，让呼吸的空气更充分地哺育我们——滋养我们。被更充分地哺育的感受，让我们感到幸福、感到有力量。觉知呼吸，从而让自己处于一种接纳的、放松的状态，这就会带来力量。当我们有了力量，我们就能够去冒我们需要冒的风险。我们能够深入未知；我们能以崭新的眼光，直面痛苦，直面过去。我们的力量很重要，而通向它的道路，以及它的基础，就是一副为呼吸所充盈的放松的身体。

现在，逐渐将自己带回你的房间，带回今天，带回此刻。当你感觉到自己充分地回来了，就睁开你美丽的双眼吧。睁眼时，如果想要发出任何声音、做出任何动作，就让它们自然地发生吧。

萨提亚冥想经典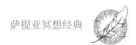

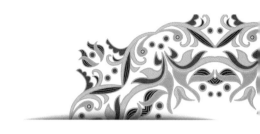

对事情的反应是可以选择的

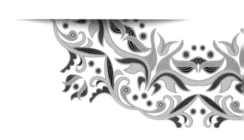

关注你的身体及其与坐姿之间的关系。你会发现每个部位都同等地分担着你的重量，共同创造出身体的平衡。觉知你的呼吸，并去觉知，当你放松身体时，你创造了一个让空气进来滋养你的接纳之地。你的呼吸、接纳和放松，共同构成你的力量，你的力量转换为活力与生机。当你感觉到那生机时，你就能够获得凝聚力，从而能够更充分、更精确地应对发生在你身上的一切。记住，我们不能决定自己身上将发生什么，只能决定如何应对所发生之事。别人的感受和别人的问题，以及其他阻碍，我们都无法控制——我们只能控制自己的反应。让自己保持住或进入能以最佳水平去应对所发生之事的状态，对自己、对他人都是很好的。

去感受自己的美丽，去爱自己吧。或许你会更加意识到，爱自己为你创设了一个更健康、更胜任、更亲密、更信任的环境。于是你成为那些在某些方面仍旧恐惧、仍旧拘谨的人的模范。你对自己的爱，为你创造了发光的可能，我们都知道，当一个房间有光时，待在里面是多么自在。

现在，逐渐将自己带回你的房间，带回今天，带回此刻。当你感到自己完全回来了，就睁开你美丽的双眼吧。睁眼时，如果想要发出任何声音或做出任何动作，就让它们自然地发生吧。

萨提亚冥想经典

唤醒身体觉知，放松整个身心

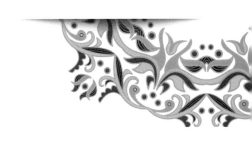

闭上你美丽的双眼。让自己去觉知是什么支撑着你。你的双脚、臀部、后背——都被椅子支撑着。去觉知你坐在椅子上真正平衡的状态，你的双脚也对平衡有所帮助。你的脊椎挺直但不僵硬——你的身体是舒服的。然后再次内观、再次感受你的身体，检查是否有任何紧张的地方。让它们松弛下来。放松，而当你想着"放松"的同时，你也可以想着"给予力量"。力量蕴藏于放松之中。

当你让身体放松下来，感觉到身体的凝聚力时，让自己觉知你的呼吸。你一直在呼吸，否则你就活不成。不过，你对你的呼吸、你的身体以及你身体所处的状态的觉知，决定了你呼吸的空气中有多少是有用的。如果你的身体紧张，氧气就不能走很远。所以在你让身体放松下来，有意识地吸入空气时，不妨想象将你的呼吸输送到全身，从脚趾尖到头顶和手指尖。每一个细胞都值得被你呼吸的空气滋养。放松身体，这就能实现。

现在，进入内在，给自己一个感激你的信号。你是纯粹的精华，你是生命的显现——这就是你所爱的。你的一些行为可能是你所不爱的。如果它们不可爱，我不会叫你去爱它们，但我也不会叫你将你的行为与你自己相混淆。二者是不一样的。好的行为不会造就好的你，坏的行为不会造就坏的你。你已经是好的了。当你让自己接受这个信号时，或许你可以在心里对自己说"我爱我"，你知道你自己是生命的显现，你在滋养着、支持着、珍爱着你自己。所显现的正是你所爱的生命，正是你内在拥有着的生命。

现在，再次觉知你的呼吸。传递给自己一条信息，那就是你可以提高对正在发生之事的觉知力——留意你的呼吸，留意你何时紧张、何时松弛。倾听自己的声音，感受自己的

萨提亚冥想经典

动作。这些全都是可能的。

在日常生活中，提醒自己记得像现在一样放松。任何时候，如果你感受到任何紧张或兴奋，允许自己放松。当你放松时，让自己充分地呼吸，同时向自己发出感激的信号——无论你处在什么状态，只要你有意识地注意这三件事，你就会立刻感受到新的力量，这样你就会进入一种更好的状态，能够处理眼前的任何事情。此刻，跟随你的思绪和注意力去你想去的地方，无论你想去的是哪里，就在那里待一会儿吧。

现在，渐渐将自己带回这个房间，带回今天，带回此刻。当你感觉到自己完全回来了，就睁开你美丽的双眼吧。睁眼时，若想发出任何声音、做出任何动作，就让它们自然地发生吧。

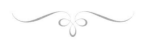

并非完全放弃一个事物
才能得到另一个事物。
我们可以增添而不抛弃。

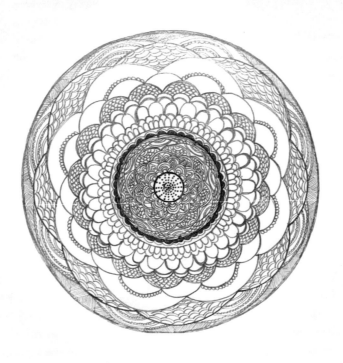

跟随呼吸，环游全身

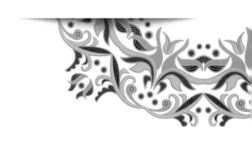

　　放松身体，让它与椅子形成一种平衡的关系，让椅子支撑你而不妨碍你。现在，有意识地吸气，当你感受到空气被吸入时，跟随着它周游你的全身。跟随它移动到你的鼻孔、你的鼻腔，到达你的肺部。感受它去了哪里，追踪它到你的所有身体部位。有时，当空气到达你身体的不同部位——你的大腿、小腿、双脚、双手和双臂时，会有一种美好的刺痛感。如果你没有感觉到，没有关系；如果你感觉到了，也没关系。在这个过程中，你可以想着："呼吸就是生命，没有呼吸就没有生命。"或许你还可以通过调整呼吸来让身体感到轻盈——感到如果你有翅膀，你就会飞起来。

当你跟随你吸入体内的空气，来到那些紧张的部位时，你要注意到它们，对它们向你发出的紧张信号报以微笑，然后让它们放松下来。它们无须为你保持紧张。让它们放松下来。现在，在这种状态下，准许自己今后在你能够想起来的时候，偶尔进入你身体的内部，跟随你吸入的空气。当你放松了身体，进行了一次呼吸后，提醒自己你的身体有很多部位，所有这些部位都需要滋养。你可以通过每天周游一次自己的身体来提醒自己。当你遇到看起来很紧张的人时，你可以让自己与他们相连，提醒他们呼吸。可以只是通过一句温和的话，"我发现你的呼吸很紧绷，你能让它放松下来吗？"

切换你的注意力到你自己的那个自我感激的部分，在这里给自己一个感谢你的信号，感受今天早上说"我感激我"是什么感觉。看看当你说起感谢你自己——爱你自己时，你的身体会不会微笑。或许，那些发自你身体其余部分的微笑，是在说"我想成为你的队友，我想和你并肩作战，而不是与你开战。你和我或许可以一起设计、开发一种属于我们自己的表达，一种不断产生成长的表达，无论它是什么"。当你思忖这一邀请时，检查你的呼吸，然后慢慢睁开你善良的双眼。带着对生命的感激，看看房间各处。

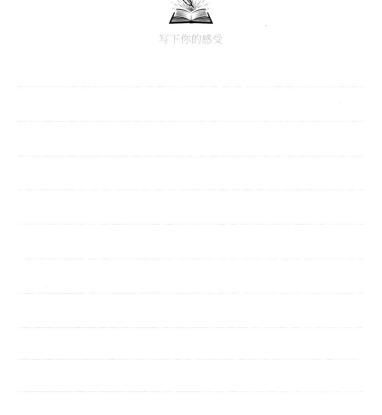

写下你的感受

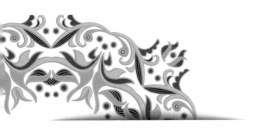

我之书

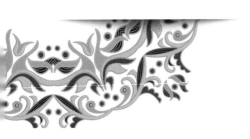

今天早上，我想给你一个特别的东西。伸出你常用的那只手，我想让你将我送你的礼物放在其中。那是一把金钥匙。接受这件礼物吧。用片刻的时间看看这把钥匙，它可能是金色的，也可能是银色的，可能很长，也可能没那么长，还可能镶有宝石。那上面可能刻有你名字的缩写，或你想要有的其他东西。我叫它金钥匙，但它也可以是银钥匙或宝石钥匙。这是一把只属于你的特别的钥匙。

只要你接受了它，你就可以永久地保存它。唯一暂时丢掉它的方式，就是忘记它。

这把钥匙让你能够与这些东西相连：你的神圣性、你广大无边的幽默能力、你战胜恐惧的能力、你享受生活的能力、你的爱，以及你享受错误的能力——错误可能是通往绝妙可能性的一扇新的大门。

此刻，你或许还可以将这把钥匙放在你身上某个地方，然后回过头来觉知你的呼吸。

让自己去回忆某个地方，某个时间——很久以前或最近都可以，在该时该地，一切都如你所愿：可能是在海边、在山间、和一个朋友一起，或者在你的卧室。总之是一个一切都刚刚好的场景。今天早上，让自己回到那个场景中吧。在记忆中，慢慢带领自己从现在的房间走向那个地方，那个房间、那片海滩、那座山、那次家庭聚会——无论你回忆起的是哪里。

无论回到那里需要走多远的路程都没有关系，如果需要的话，为你的双脚加上翅膀——穿过空间，抵达那里吧。到了那里之后，让自己再次感受那种感觉、那阵风或那段音乐，再看一次花的颜色、人们的衣着，听听周围的人声、响动等各种声音。

今天，你来的时候，发现了一扇门。当你的目光投向门把手附近的时候，那里似乎有一束不可抗拒的光在召唤你："看我，看我。"你看过去，感到自己为那扇门所吸引。你轻轻地走向那扇门，因为你感到该走过去；你把手伸进口袋，找到了你的钥匙。当你走到门前时，你知道该拿出你的钥匙，插进锁孔。

你转动钥匙，门开了，映入眼帘的是一个一切都刚刚好的房间：颜色刚刚好，木材刚刚好，音乐正是你想听的，地毯的厚度正合你意。你走进去，光照射进来，你发现里面有几排书架，在这个颜色刚刚好、音乐刚刚好、温度刚刚好的地方。你有种特别的感觉。

你再次注意到书架，那书架上有一本书，似乎比其他所有的书离你更近那么一点点。它吸引了你的注意，你走近它。当你走近时，你看到它的封面是最美丽的皮革做的，那颜色正是你最喜欢的。你仔细看它，发现它叫作"我之书"。你拿起这本书，它的手感十分美妙。你翻开它，"我之书"字样下面署有作者的名字，作者是你。你的名字以你一直喜欢的字体压印于纸上。一方面你很惊讶，但另一方面，你感到这一切仿佛就该是这样。

萨提亚冥想经典

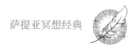

你把书打开，翻到第一页，第一页的开头写道，从前，在某一年，某个地方，一个美丽的存在诞生了——你。接着，它谈到有谁在场，他们对你的到来感受如何，他们的生活如何——生活中的愉快、欢欣、需求。或许你是你母亲生的第一个孩子，你知道她很害怕，周围有人握住了她的手。你能感受到她的恐惧，但不知为何你知道并无大碍。或许你的父亲有事不在，你的母亲在孤独地等他。或许当你来到这世界时她大呼他的名字，又或许你的母亲状态很差，而你感受到了她的担忧。

我们来的方式不同，但我们都来了。如果我们仍存在着，我们就成功了。

你的故事继续讲着你所经历的一切：一次，来了一个小弟弟或小妹妹；一次，祖母来了；或者祖母生气了，祖母与母亲之间爆发了可怕的争吵，然后你就再没见过祖母了；或者你记起埃尔叔叔来了，带来了一段美妙、快乐的时光。在所有这些事件中间，你能听到一个声音："不要那样做，要这样做。我爱你，但你为什么总是那样做事？"你在书中描绘的是许多种感受的混合体。

故事持续，你在成长。你从平平地仰卧到可以坐起来，当你学会走路时，你的世界也随之改变了。你发现你描述了所有与你的生命有关的事情。你觉得十分惊奇，但在另一种意义上这一切无比自然，因为这些事发生时，你就在那里。只是很奇妙，它们居然全都被写下来了。

现在，你来到了今天这一页。读过前面的章节之后，你明白你已学到很多。你同样明白，你学到的事物中有些对你无益，你希望越过它们。当你读完昨晚的最后一页时，你发现余下的书页是空白的。你心里明白，这些页会随着你生命的延续而被继续书写上内容。在这个节点上，你或许可以看看已发生的事，然后有意识地告诉自己，你可能想要调整和改变你一直以来为人处事的某些方式，告诉自己你想要如何与人建立新的联系。

新的一页的最上方这样写道："你的新生——如你所愿。"它的意思是，你现在可以开始拿出你过去所拥有的一切中那些适合你的东西，让自己察觉那些已经不再适合你的东西，并且允许自己添置你尚未拥有的东西：新的经验、新的实践、新的可能。

当你想着今天那还未写成的一页，思考着今后的人生时，你发现了有趣的事。过去仿佛变得很渺小，未来将要过的生活广阔得多。你看着这一页，会心一笑，你从未像此刻这样觉得，你是"你自己的船的船长"，是"你自己的牧羊

萨提亚冥想经典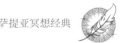

人"。此刻，莫名地，你真的感到了不同。

你再次看着这本书，它的触感那么美妙。你知道它只属于你，也只有你会读它。你知道，这个地方，这个房间，只对你开放——这是你的圣域。你知道，只要你想来，你可以常常来——或许可以每天都来，如果你确实如此想要在"我之书"中写下新的一段或新的一页。现在慢慢带自己回到你的房间，回到今天，回到此刻。当你感到自己完全回来了，就睁开你美丽的双眼吧。

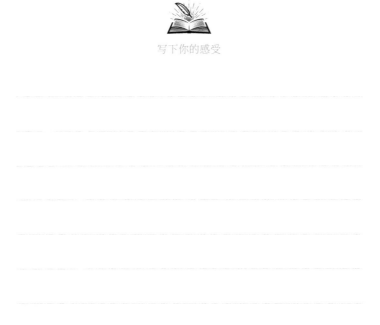

写下你的感受

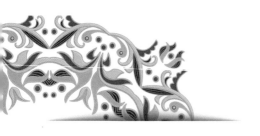

你的自尊维修箱

此刻，我想让你再次放松——或许比以前更放松。觉知你的呼吸，意识到你的呼吸将你与绵延的生命持续地联结，意识到呼吸决定着你能成长多少，因为它是成长的基础。如果没有呼吸，我们就终结了。

感受你的珍贵——你是奇迹，不仅仅因为你是你，还因为你是世界和宇宙的普遍法则的显现。我们并不是自己创造的，我们只是我们自身宝藏的开发者。

现在，我想让你看看你的自尊维修箱。

这个维修箱里的第一样东西是一顶侦探帽，在得出任何结论前你要先戴上它——在判断之前，去观察，去检验，去探索，去质疑，以避免贴标签、偏见以及其他不好的思维方式。所以你的侦探帽是最重要的衣饰之一，它对你说："我检验，我探索，我质疑。"

你的自尊维修箱里的第二样东西，是一枚精美的勋章，那是开启你的真诚的钥匙。它让你能真诚地回答"是"或"否"，记得它们都是值得敬重的，而且都是爱的语言。它让你能真诚地说"是的，我可以。不，我不能"——在"谢谢你注意到我"的语境之下。要佩戴上这枚勋章，让它发挥作用，就是要超越我们很久很久以前就耳濡目染的情绪性谎言——说我们应该说的，而不是我们的真实感受，即在感觉"否"时说"是"，或感觉"是"时说"否"。这枚勋章提醒你，"是"和"否"都是帮助我们成长的词。如果你愿意，它们就是——当它们是真诚的时，它们就是滋养的资源。

继续看这个维修箱，你会发现你的力量杖、勇气魔棒或愿望杖——你想给它起个什么可爱的名字都可以。它是我们的意愿，有了这种意愿，我们便可以赋予自己力量，从已知迈向未知。我们还发现，每次我们走向未知，因为没有去过，所以我们会有点焦虑——特别是在我们规定一切都必须一直如愿的情况下。当我们允许并支持自己走向未知——我们的愿望所在之地、新的可能性所在之地时，我们发现我们可能正为某种恐惧所拖累——它们或许在踢打、唾弃、恐吓我们，但我们知道那只是过去的阴影。我们要带进未知之域的，是我们的能力：视、听、触、味、嗅的能力，运动和说话的能力，感受、思考以及选择的能力。这些是能够帮助我们去往任何地方的盟友，我们拥有它们，它们是我们珍贵的宝藏。如此，满载着我们美妙的资源，并给予自己许可——给自己力量走向未知，我们带着自己的宝藏前行。对于你想要迈出的任何一步，你都具备迈出的条件。你的恐惧只是过去所熟悉之物的显现。当你前行时，它们会微微踢打、嘶吼，但这没有关系。当你走进未知时，你往往会发现，恐惧早已停止了踢打，而恐惧中所蕴含的能量，已经成了你的又一个盟友。

你的自尊维修箱中还装着你的金钥匙——那把带你进入圣域的钥匙，那把让你能够说出不可说的话、做出不可做的事、窥视从前被认为"禁止进入"的地方的钥匙。它让你看，让你视而有所见，让你看到所见之物现在的意义。现在，你父亲过去对待你母亲的方式还对你产生影响吗？在痛苦的意义上有所影响，但你的人生一定要继续被它定义吗？

你当下的人生，一定要继续被过去的经验规定吗？我不这么认为！

我们用我们的金钥匙开启新的可能性。我们曾将一些可能性悄悄束之高阁，这有时是出于恐惧，而现在我们能够正视它们了。我们还会发现使用我们的金钥匙是赋予自己力量的又一途径，因为我们能够将模糊的信息变得井井有条。

当我们能真正看见时，我们眼中所见就像溅满泥水的挡风玻璃变为了一干二净的挡风玻璃。挡风玻璃溅满了泥水时，或许你仍可以前行，但那会很难，而且你看不到你需要看到的东西，除了正前方巨大的物体。你会非常紧张。而且，如果你根本不知道你的挡风玻璃上沾满泥水呢？你会觉得挡风玻璃本来就是这个样子——除非有一天下雨了，或者谁清洗了你的挡风玻璃，这时你看过很多年的风景变得完全不同了。努力澄清吧，用新的眼睛看旧的风景，挡风玻璃干净了，你就能看到从前未曾看到过的事物，就在此时此地。这把钥匙很重要。我们都能够运用我们的感觉、我们对适合自己的东西的觉知力，我们能够看着挡风玻璃说"它脏了"。我们不需要继续认为它就应该是这样的。

现在，我们来到维修箱的另一个非常非常重要的部分——它将我们与所有生命合而为一：我们的智慧盒。它位于肚脐后两寸，与心脏连线的中间。医生在手术台上永远找不到它，也一样找不到思想和感受。我们相信存在思想和感受，但从未有人拍下它们的照片，因为它们不是以那种形式存在的。同样，没有人能为我们的智慧盒拍照，它也不是以那种形式存在的。它就在那里，联结着我们——所有的生命：人类、动物、植物乃至地球外的生命，合成一股生命的力量。它装有宇宙间的所有智慧，当我们让这智慧流向我们时，它就会流淌，这智慧正是有关生命价值的真相的智慧。它与你如何评价自己，以及如何获取所需之物有关。它告诉你如何为你所培育的花蕾获取养分——它是你的智慧之源。

我们都怀有一个智慧盒，我们都知道。如果它不存在于每个人之中，我们就不可能教任何人任何事，也不可能学习任何新事物。智慧盒是使我们能够前进的东西。我或其他任何人都不可能将任何东西强加给你。我们只能唤醒你所拥有的东西，让你跨越陈旧的情绪规则、消极的内在对话、压抑这些掩盖了你的神奇智慧盒的东西。

你的自尊维修箱是一个宝藏，随着你的使用，它会日渐丰富。这往往意味着你会感到与他人格格不入。当鼓手维修好了自尊、姿态坚定地打鼓时，鼓声会不一样。

现在，我想让你再次进入你的身体，如果有任何特别的紧张之处，如果你的身体在任何部位发出了任何特殊的信息，请倾听它。让自己进一步与身体对话，这样你会更了解你的身体，从而知道你能为它做些什么。

在你想睁眼的时候睁开双眼。或许现在，当你睁开眼时，你能感受到你的身体为了睁开眼睛所做的一切决定。轻轻看看四周，当你可以站起来的时候，让自己站起来，再次看看四周，如果你想做出任何动作，或发出任何声音，就让它们自然地发生吧。

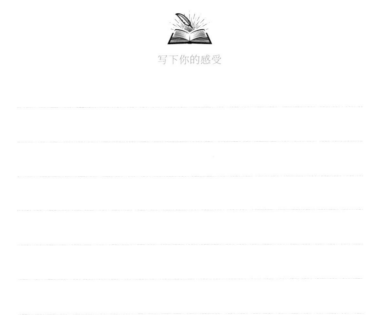

写下你的感受

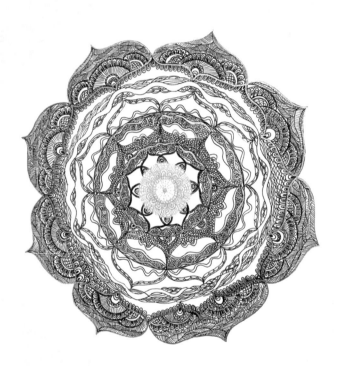

运用资源去做决定

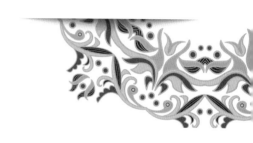

觉知你的呼吸。如果你尝试过这样将注意力集中于呼吸上，你可能开始发现，当你将注意力放在呼吸上时，注意力本身就会让你更深地呼吸，让你放松你的身体，以便呼吸的空气能够流遍全身各处。或许你甚至可以让自己在早上睁开眼睛的时候，用片刻的时间去带着觉知呼吸，以此来开启新的一天。你可以躺在床上做这件事。

现在，你闭上双眼，觉知着自己的呼吸。你觉察到，甚至开始感受到，呼吸的空气正进入你的身体。或许你感觉到你的脚趾、手指或其他身体部位有轻微的刺痛感。无论你呼吸的空气去了哪里，你都会感到轻盈。有时刺痛感也是一种能量。你闭着眼睛，你的身体正放松下来，你在有觉知地呼吸。

你可以开始感受到你内在的一种新的力量之源。无论何时，当你看向某个可能有着消极暗示的事物时，你可以为自己准备应对的方式：通过对呼吸的觉知来加强自己的力量——呼吸，放松身体，给自己一个感谢你的信息。如此，你会记起，你才是你的决策之源。外界的其他事物可以成为你做决定时考量的资源，但你才是唯一的决策者。

提醒自己，你拥有可以随处携带的资源。当你走向未知时，即当你走向每天都在发生的改变时，它们是你的同伴。走向改变意味着走向未知——你从未去过那里，你所信任的同伴们会成为你的帮手。它们是你的视、听、触、味、嗅、感受、思考、运动、说话和选择的能力。此时此刻，你头脑中浮现的，可能是你戴上侦探帽去探索的自由、你用"是""否"勋章保持真诚的自由、你手握力量杖的自由、你携带金钥匙的自由、你与自己的智慧盒商量对策的自由。这些都会给予你资源，让你能够获取所需的东西，以做出好的决定。现在，再次舒畅地呼吸，让自己充分地处在当下，然后睁开你美丽的双眼。

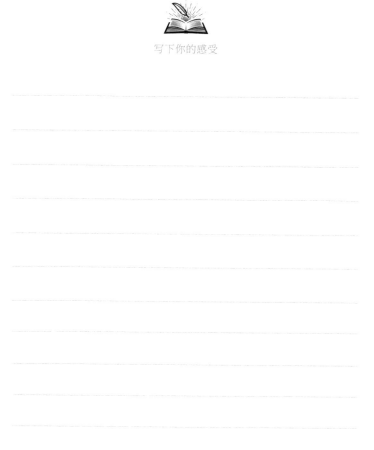

写下你的感受

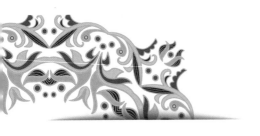

作为个人能量的世界

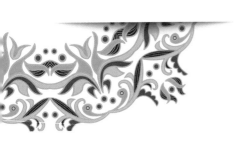

当你对放松的含义有了越来越深的理解时，你会觉知到你正在完全地开发出你身体的灵活性——没有紧张，你仿佛被裹在一张由精美的软毛织成的结实的网中，它的结实和舒适是那么让人安心。今天早上，你可以开始制造一种新的关联——放松就是力量！当你放松下来时，一切都在接受滋养，没有任何部位是紧张的，所以无论你需要做什么，你的能量都蓄势待发。放松与力量同行。为了帮助你更好地理解，你可以想一想——在每一项运动中，在我们试图做的每一件事之中，我们都被提醒"放松、放松"，它让我们更好地看见、更多地感受、拓宽视野，因为紧张中并没有能量。或许我们可以制造一种新的关联：紧张意味着使你的能量窒息、麻痹。能帮我们立刻放松下来的，是思考和呼吸。

既然你还没有带着觉知（有意识地）呼吸，或许你可以想象一幅画面，一幅适合你的画面。我会给你一个参考的示例：整个世界都是一股能量，可供所有人获取。你拥有美妙的器官——口、鼻、肺，可用以吸收世界的供给，并让它进入你的身体。当你呼气时，你将自身之中那些不再需要的部分呼出体外——将它们送回大气中，进入新的循环。或许你知道树木是如何吸收和净化空气的。地球拥有空气，那是能量的同义词。它就在那里，它就在这里。我们仿佛可以用觉知去调节吸入体内的东西。我们可以调节呼吸，使空气只停留在身体表面——非常短促的呼吸；我们也可以将其调节成具有漫长间隔的；我们还可以调节它来让自己放松下来，让呼吸充满身体的所有部位。我们的任务是让吸入的空气中的能量在我们的身体之中运动——无论多深、多宽、多广，这是我们能做的。呼吸总是触手可及，我们需要做的是给予充分呼吸以足够的注意。如果没有呼吸，我们就不能存活，而我们还可以用觉知力来将呼吸的功用放大百倍。我们是主宰——吸入空气，觉知它和它将进入的身体部位。让自己给呼吸以更多的觉知吧。供给就在那里，你需要将它吸收。

如今，我们的世界上的确有一些供给已经被污染了，我们想避开这些地方。我们称之为污染，但或许它将我们引向了另一种可能性——我们共同的努力可以使空气保持新鲜和干净。

此时此刻，再次觉知你的呼吸，让自己对你的任意一个部分说谢谢：慢慢来，感谢你的双腿、你的心灵或你的情感，或你想感谢的自己的任何一部分，因为它们是你的好队友。

现在，想想你的自尊维修箱。想想你的圣域、你的资源和你与这颗星球乃至整个宇宙的连接。这样你便能意识到你是多么富有、你拥有多么多的东西。现在，再一次觉知你的呼吸，关注你的放松状态，给自己传递一条感谢你——你所代表的一切奇迹的信息。当你想睁开眼睛时，就睁开你美丽的双眼吧。看看四周，感受你自己，如果你想发出任何声音，或做出任何动作，就让它们自然发生吧。

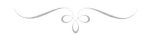

植根性、启发、联结——
这三者构成存在的基础。

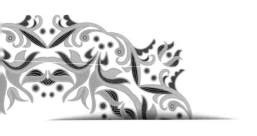

运用你的资源去选择

再次觉知闭眼的奇迹——想法与身体反应之间的关系，再次掌握你的呼吸、你与生命的联结，通过放松，打开你身体的接受性。在心里列出你整个身体的清单，可能对你有帮助。如果你发现任何紧张的部位，对它们笑笑，因为它们让你知道了它们的位置。让它们放松下来，以一次呼气送走紧张。要记得，放松的身体帮助你的呼吸哺育你、滋养你。然后，让自己感受你爱你自己的事实——你爱你，在内心深处。给自己传递一条信息："我珍爱我，我爱我。"你知道你所爱的是你美丽的灵魂、你生命的显现，它将你与这颗星球上的所有人类联结在一起，它是为你而生、上天赐予你的——你的生命。你的行为不仅仅是你所学的结果。当你与你的生命结盟，与你珍爱的感受结盟时，爱你自己、帮助你自己改变你想要改变的行为就会变得简单。

现在，让你自己进入内心深处那个保存冠以你名字的宝藏的地方。当你走向这个神圣的地方时，关注你的资源：你视、听、触、味、嗅的能力，感受和思考的能力，运动和说话的能力，以及最重要的选择的能力——从此时此刻你所拥有的所有东西中，选择适合你的；注意到有些东西在那里，但已经不再适合你了，祝福它，然后送它离开；也注意到你所需要但尚未拥有的，并允许自己用所拥有的美妙资源，去获取和开发你尚未拥有之物。或许你可以觉知到，这些资源能带你到任何地方。是它们给予你你所需要的东西。

现在，慢慢将自己带回你的房间，回到今天，回到此刻。当你感到完全回来了，就睁开你美丽的双眼吧。睁眼时，如果你想要发出任何声音，或做出任何动作，就让它们自然地发生吧。

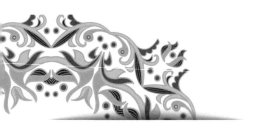

专心致志地呼吸

将你全部的注意力集中于你的呼吸，

感受空气的吸入，

感受它经过你的全身。

感激它以氧气和其他养料的形式

为你带来的一切。

感激你的身体选择了

它所需的，

然后送走了其余的。

现在，如果可以，将注意力
放在你身体的舒适上……
任何一处细小的紧张
都在你的呼吸中无所遁形——
笑一笑，然后送它们离开吧。
你感到舒适，或许还感到新鲜，
因为在放松的状态之中你真的感受到
最清醒的状态和力量。

现在，让我们将注意力
转向踏在地面上的双脚。
或许我们可以提醒自己
我们是多么信任这一事实：
地面会支撑我们的双脚
和我们的重量。
我们不必担心。
同样，我们也相信
这把椅子能够承受我们的重量。
我们也相信我们坐在椅子上的方式

专心致志地呼吸

帮助我们感觉到平衡。

我们与椅子、地面，

与我们周围的空气之间，

有着紧密的关联，

它对我们有所给予。

我们也有所回报——

如此我们便得到我们所需之物。

这或许是个隐喻……

不管这里有什么，我们都通过帮助它

来帮助自己，无论它是什么。

写下你的感受

你与你自己的交流

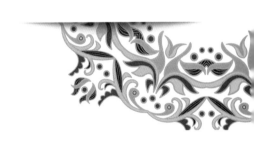

现在，用片刻的时间觉知闭眼的过程。我想知道，今天你是否对你和自己交流的可能有了更深刻的体悟。去了解你身上正在发生什么。"我的手指，你在做什么呢？你可以告诉我吗？哦，我听到我的脚趾说它很痛。那是怎么回事？"我想知道，你能否开始加深一种能力，一种通过一切非言语的交流方式来与你自己取得联系，并赋予那种交流形式以真正的重要性的能力。我还想知道，今天你

79

是否更富觉知力，或者是否更加接受你无所不知的事实。你只是不知道自己无所不知。发生在你身上的一切，都以某种方式被记录了下来。这就是人之为人的本质。其中的大部分都被储存在了你更深的领地之中。那里存储的东西有激活旧时图像的倾向，为了让你知道你已吸收了发生在你周围的一切——消极的、积极的、悲伤的或快乐的，而这是一种安慰，因为它意味着这一切你都曾有所参与，在一定的条件下，你能够让自己与那些旧时的经验再次相连。你还能够知道，眼前正在发生的一切，无不带有过去的某些部分。就是这样。

此时此刻，经历了眼睑被你的想法合上的过程，你还能够觉知到你的想法是多么强有力，你对自己说的话是多么重要。

我想要强调，无论你由此感受到什么、想到什么，它们都没有好坏之分。首先，它们来自你，有时是以部分的方式，比如一个想法，一个像梦的一样的未完成的想法；有时是一种感觉。那都是一种交流，我们可以首先承认我们所感受或想到的事物——不加评判地承认，然后去理解它的意义。你可以把外在的世界当作你所应对之物加以利用，而不是把它当成能够定义你的东西，这样你就可以一直知道，你

萨提亚冥想经典

参与到了每一件事之中。你的回应、你的输出，都是你产出的一部分，都与你密切相关，与你和你自己的关系密切相关。你对你而言，是如此激动人心的奇迹。

现在，渐渐带自己回到你的房间，回到今天，回到此刻。当你感到完全回来了，就让你美丽的双眼睁开吧。睁眼时，若想发出任何声音、做出任何动作，就让它们自然地发生吧。

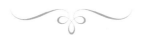

你自己的美丽的实质，爱它吧，

它活在这座我们称之为身体的庙宇之中。

我们是生命的显现，

我们被给予了内在灵性

这份美妙的礼物。

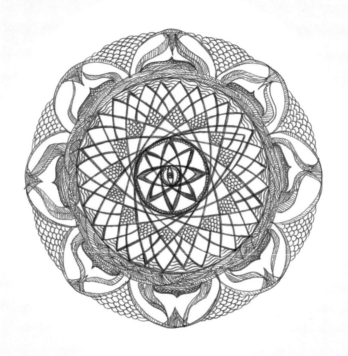

出自灵性的选择

现在，让自己觉知你坐在椅子上、踩在地面上、处在房间里，于此时此刻、这栋建筑、这座城镇、这个州或省、这个国家、这颗星球上的位置。你此刻所处的位置可以被精确地计算出来——某个经度和某个纬度。以世界为背景，你处于这个特殊的位置。

让自己觉知到，你是推动这颗行星运转的核心力量的一部分。你向全世界发出能量，能量被发射到最远处。没有人能够取代你。这个世界是由你和 70 亿其他人所组成的。而你在多大程度上让自己保持平衡与和谐，你就在多大程度上为地球上所有生灵的前行做出了贡献。你在多大程度上努力让自己留在原地，就在多大程度上阻碍了前进。你在多大程度上传递出了关于你自己的消极想法，就在多大程度上动摇了地球和你自己的根本。好的一面是，你可以选择。你的出身、金钱、地位都无法说服你不使用你的选择权。你的选择是出自灵性的。

在前进中，我们觉知到生命的过程。生命在运动，我们在运动——不动意味着筑起一道坚硬的人造墙壁。生命在痛苦和快乐中向前运动，在缺陷与自由中向前运动，在失望与成就中向前运动。这就是生命，而当我们遇见生命时，我们为这颗星球带来什么取决于我们如何选择。或许我们中的许多人感受到生命定义了我们，但我们能选择。我们正处于一场美妙的旅程之中，我们每个人都采取了不同的方式。

现在，让我们再一次觉知自己的呼吸，意识到呼吸的空气毫不费力地进入了这座我们称之为身体的庙宇。我们主宰着我们身体的接受性和放松状态。我们在多大程度上允许、鼓励、开发、创造自己的放松状态，我们呼吸的空气就在多

 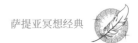

大程度上在身体各处更好地完成它的任务。因为我们的身体在接受、在呼吸，所以呼吸的空气充满了我们的全身，在我们的接受性中，在我们的放松状态中，增强我们的力量和创造力。在任何时候，我们都可以从无助的状态走向充满力量的状态，因为我们感受到力量。有了力量，我们在面对危机、紧张或困境时就会更富创造力，因为我们能看到裂痕并修补它。我们的选择出自灵性。

现在，再一次，我想让你觉知你所拥有的奇迹，那就是我们的身体，那里盛有我们的心灵、灵性和情感。它们不是相互分离的，它们协同工作，而我们每时每刻的存在都是交互作用的结果——我们的思想、情感、身体和我们与生命元力（我们可以称之为上帝或别的什么名字）的关系之间的交互作用。所有这一切的内在关联被轻松地接受和使用，它们正是我们的生机所在，是我们生命之显现的所在。我们给予自己的思想、情感、身体和我们与生命元力的关系的所有关怀，都会加强我们的生机。

现在，你可以深入内在，感受对自己说出"我爱你"是什么感觉："我珍爱你。我将你视作一件艺术品，视作生命的显现。有时我感到肃然起敬，因为我发觉我是主宰，我参与到为你——我的身体、我的心灵、我与生命的关系——的显现创造条件的过程中。"

现在，渐渐将自己带回你的房间，带回今天，带回此刻，当你感到完全回来了，就让你美丽的双眼睁开吧。睁眼时，如果想发出任何声音、做出任何动作，就让它们自然地发生吧。

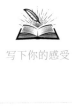

写下你的感受

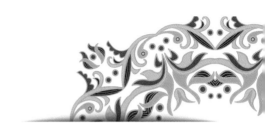

沟通内在与外在

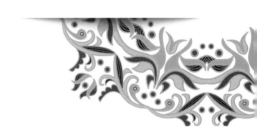

此时此刻，在放松的情况下，请你给自己传递一条感激的信息，并了解你会成为一个好的"牧羊人"，成为你美妙身体的善良的、有智慧的引领者。你会成为一个好的倾听者和回应者，你此时此刻正给予着爱的，是你自己的美丽精华，它住在这座我们称之为身体的庙宇内。你拥有身体，我也拥有身体。或许此刻，我们还可以觉知到我们内在灵性的崇高与神奇。我们是生命的显现，我们被赋予了这件美妙的礼物。现在，让我们更进一步，走入内在的更深处，那个冠以我们名字的神圣之地，当我们到达时，让我们再次注意到我们习以为常以至于已经忘记的那些功能：它们所给予我们的奥秘、奇迹和一切。我们在这里看到自己的宝箱：我们的视力（我们的眼睛）、我们的听力（我们的耳朵）、我们的感觉能力（我们的皮肤）、我们的品尝能力（我们的口舌）、我们的嗅闻能力（我们的鼻子）。或许此刻我们能更深刻地觉知到，通过这些部分，我们在内在与外在之间架起了桥梁。

它们就是所谓的"神圣孔窍"。没有这些孔窍，我们便无法完整。所以或许我们可以开始以新的觉知去看待自己美妙的诸部分，然后与自己内在拥有之物产生联结，去运用那些由我们的奇妙孔窍而来的东西：我们感受和思考的能力，以及我们身体将感受与思想转化为行动的两种美妙机制——举止和言语。

通过我们的言语和举止，我们拥有了最绝妙的资源之一，那就是选择的能力：从我们所拥有之物中，选择适合我们的；注意到那些我们拥有但不再常用的东西，祝福它然后送它离开，就像对待衣柜里那些曾经流行但如今已经过时的衣物一样；允许自己开发自己尚未拥有的东西，并认识到这

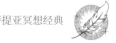

是一个可以每天乃至每周、每月、每年、永远进行的过程。这种选择的本质之中，蕴藏着生命的意义。在任何一个点上保持静止，都是在寻求提前的死亡。生机存于转变、筛检和选择之中。现在，再次舒适地呼吸，让自己充分地处在当下，睁开你美丽的双眼。如果想发出任何声音，或做出任何动作，就让它们自然地发生吧。

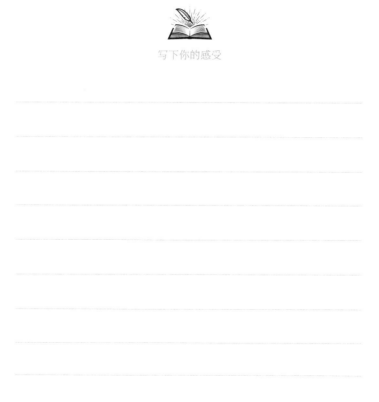

写下你的感受

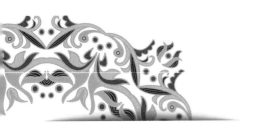

我们的资源与我们的能量

现在，让我们去往内在深处那个保存冠以我们名字的宝藏的地方，当我们到达那里时，让我们真正地观赏和感恩我们的各种资源：首先是我们的眼睛，将它们不仅仅视作生理构造，更视作相机的镜头——摄取它们的所见，视作与一整套解码信息相连。想想你的双眼迄今为止为你处理过的一切事物，它们为你收集了什么，它们是如何运转的。

现在，来到你的耳朵，它们接收声音，并且拥有非常特殊的接收装置，当它们接收声音时，它们还与一个广大的解码系统相连。这个声音意味着什么？我以前在什么时候听见过它？解码系统会进行这样的解码。

皮肤是你全身最大的感觉器官。你的身体为皮肤所包裹，皮肤中有数以百万计的被称为毛孔的小小孔窍，它们吸收一些东西，并释放一些东西。让我们在皮肤上停留片刻。当你来到这个世界时，迎接你的人的手接触到你的皮肤，或许是你的头部、你的肩膀、你的臀部或别的什么部位。在我们很小的时候，别人的手洗濯我们、抱着我们、阻拦我们，或许还惩罚过我们。觉知我们所能触摸的一切事物吧。觉知我们的皮肤所感受到的温暖——滑石粉、甜油、在某个时刻捏过我们的脸颊或拍过我们的背的温暖的手。我们向小小的泰迪熊伸出手，向我们母亲胸口或脸颊柔软温暖的肌肤伸出手，触摸我们自己的身体部位，把我们的手指放进自己的嘴里、抚摸自己、玩自己的脚趾——轻轻地。冷的东西、暖的东西、软的东西——我们通过触觉感受它们。有时候触摸带来疼痛和限制，那也是它的一部分。此刻，我想让你充分地感受皮肤与皮肤、触觉与触觉相接触的感觉，你可以把双手放在一起。我们有过太多触摸的体验。

接下来，我们的嗅觉，有时还有我们的味觉——我们所拥有的美妙器官，那些将我们与外界相连，也将我们的内在感受联结起来的器官，成为我们解码的基础。

感受与思考也是我们的解码系统的一部分。我们用美妙的感觉器官来吸收，然后进行解读。

此刻，我想知道你能否让自己更充分地与各种感官交流相连——与你的所见所闻相连，与一切声响和触感相连。

然后允许自己使用你所拥有的一种非常特别的资源：你的选择能力。你能够对这一件事说"是"，对那一件事说"不"，因为这是合适的。

或许你可以让自己知道，当你在生命中为新事物腾出空间、送走旧事物，并珍重你所拥有的事物时，你的生机就增强了。

现在，让我们与来自地心的能量相连，它一直在那里，等待我们的觉知。这能量流经我们的双脚、双腿，来到我们的躯干，带来植根的能力：让我们成为现实的、实际的人。

让我们与来自天上的能量相连，它带给我们的能力是，让我们成为敏感、遵从直觉、有想象力、有创造力的人。

萨提亚冥想经典

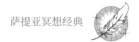

这两种能量，创造/直觉的能量与植根的能量相遇，创造出第三种能量——用你的双手、双臂、指尖向他人传递出的能量，与你的同类存在者相联结的能量。这三种能量三足鼎立：联结的能量、直觉的能量、植根的能量——这些能量为你创造出一种平衡。

此刻或许很重要的是，要记得这些能量的获得没有性别和年龄之分，它们只与生命相关。也不分国籍与职业——每个人都能拥有它们。

现在，再一次，用你放松而警觉的心灵，以及你放松的身体，与你的感官相连，与你的选择能力相连，与你的能量之源相连。现在，给自己传递一条感激你的信息，让自己记得，你随时可以与你的资源和能量相连。

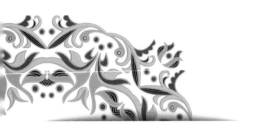

感谢我自己

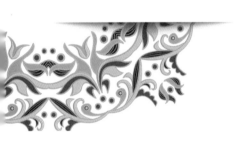

闭上眼睛，觉知你的呼吸。如果你发现自己有任何紧张之处，让它放松下来。如果你恰好注意到某些部位处于未被唤醒的状态，而你想让它们醒来，就去唤醒它们。

给自己传递一条感谢你的信息，感受那是什么感觉。依然闭着眼睛，轻轻地将手放在身上的某处，给自己传递一条爱的信息。去觉知那是什么感觉。请记住或让自己知道，任何时候你都可以给自己传递爱的信息、放松的信息、指引的信息和感激的信息。

当你充分觉知自己时，你能否让自己觉知到，片刻之后你即将离开，奔赴其他的事情？你或许能够想象到那个画面：你将去做什么，你下一分钟要去哪里。而你知道，要去到下一分钟，你就要离开你现在所处的位置。将它想成一个句号，一个新的句子即将开始，两个句子中间是一次呼吸的空白。

睁开眼睛，让自己奔向下一个任务吧。

写下你的感受

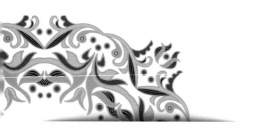

告别消极感受

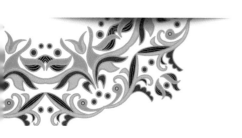

现在，去往内在深处那个保存冠以你名字的宝藏的地方。当你到达那个地方时，舒服地关注你的资源，你继承的人类遗产：你视、听、触、味、嗅的能力，你感受与思考、运动与说话的能力，以及最重要的选择能力。从你此时此刻所拥有的事物之中选择你所需要或想要的，并注意到你不再需要的，允许它离开。它或许是一种旧的方法，或者有关你自己的一种旧的负面感受。或许当它在这里时，它曾为你带来一些东西，但你不再需要它了。你能否在做选择的过程中，为你想送走的东西送上祝福，并允许自己去开发和获取那些你尚未拥有但想要并需要的东西？请充分地明白，你拥有完成上述任务的全部资源，你想获得的可能是一种全新的看待自己的方式，可能是一种全新的确认你的感受的方式，也可能是一种新的技能，什么都可以。这个选择的过程就是生命的过程——放弃，确认，创新。

我们是宇宙的一部分，是地球上的能量的接收器。一股自地球深处上涌的能量流经我们的双脚、双腿，进入我们的躯干，带来植根的能量、理性的能量、实践的能量和逻辑的能量。你也要与来自天上的能量相连，那下贯的能量流经我们的头颅、脸庞、脖颈、肩膀和手臂，进入我们的躯干，为我们带来直觉的能量、灵感的能量、想象的能量和感受的能量。而当这种能量与植根的能量合流，以一种美妙的、圆融的方式合一，就创造出了第三种能量——一种通过我们的双臂和双手传递给他人的能量。如果他们也准备好给我们什么东西，我们也会接受。我们以来自宇宙的能量为生，那能量赋予我们知识和信息，以及在生命中去创造的力量。回到你的呼吸上，慢慢睁开双眼，让自己去往下一个任务吧。

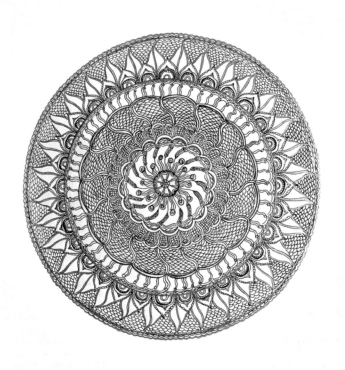

给告别以勇气与许可

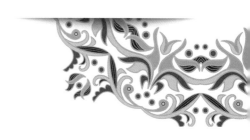

此刻，或许你可以移步到你的圣域：你保存"我之书"的地方。在此刻既坍缩又延展的时间之中，你可以读读你的书，看看自你上次来这里以后又发生了什么事：有什么新事，有什么用新眼光看待的旧事，有什么新的可能性，你写下的哪些东西拓宽、加深了先前书写的内容。

当我们来到那个地方时，我们就遇见了我们的各种资源：我们视、听、触、味、嗅的能力，感受和思考的能力，运动和说话的能力，以及最重要的，从所有资源之中进行选择的能力——选出适合我们的。我们可以给自己勇气和许可，去开发我们此刻所需要但尚未拥有的东西。每一天，我们都可以给自己这份勇气与许可，去为自己增添新东西，去告别和放弃那些我们正拥有着但不再适合我们、未来也用不到的东西。我们可以觉知到，这两件事都需要勇气和许可。在我们已有之物上进行增添，需要走向未知的勇气；告别不再适合的东西，需要经历丧失的勇气，还需要理解这一事实：这次丧失是为另一次获得腾出空间。

将注意力完全集中在适合你的东西上，集中在你未来成长所需要的东西上，集中在你不再用得上、需要告别的东西上。在这个过程中，给予自己面对这种选择的勇气、许可和品味，要知道它对于你而言就像食物一样。为新的铺开道路，告别旧的，把任何时候都适用的最充分地利用起来。

你可以给自己最充分的勇气和许可，带自己去你想去的地方，在你的人生中换一个方向迈进——朝向对所发生的一切事抱有欣喜和觉知的方向，在你期望自己去做的事情上更进一步。给自己许可，看一看与你有关的一切，听一听与你有关的一切，尝一尝与你有关的一切，但只吞下此刻适合你的那些。

萨提亚冥想经典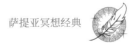

现在，向着更成熟、更凝定、更愉悦、更平衡的状态进发，让我们给自己最充分的许可，去为这样的成长做好必要的准备吧。当你想睁眼的时候，让自己像第一次睁眼那样睁开你美丽的双眼吧！让自己奔向下一项任务吧。

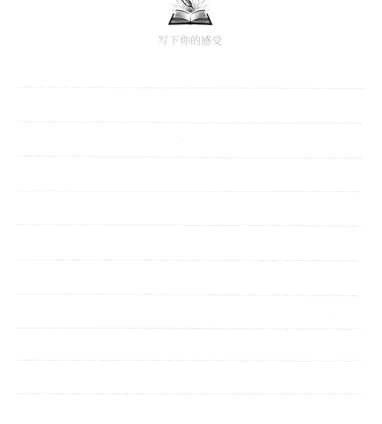

写下你的感受

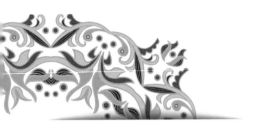

无条件地给予

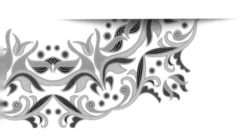

此时此刻，让自己充分觉知你对自己的感觉，然后向前看一看你的未来——未来的一分钟、一小时、一个星期、五个星期、一年。向前看，看着你自己，注意你的感受，关注你所有的可能性。现在，你能感觉到你是你的未来很重要的一部分吗？你的手中永远握有应对的责任和机会。你的应对方式将会决定你下一步的方向。

现在，再次觉知你与来自地心、来自天上的能量的关系，以及你与他人——准备好的人产生关联的可能与潜力。他们可能是你的父母、子女、朋友、同事，你会知道他们处于接受的状态，而你也一样。在这群人——父母、子女、朋友、同事之中，如果有人没有准备好，那么你只需要发出光芒，不必强求。

此刻，与自己紧紧相连吧。如果你想向任何人（包括你自己）输送能量，那就请输送吧，或许你也能够觉知到，当你给予什么，无条件地给予——无论是给予能量、你的注意还是你的时间时，它都会成为一份礼物。

然后，让你的注意力完全地回归当下。当你这样做时，或许你会觉知到珍爱自己的信息，觉知到对今天即将发生的一切的开放性。再一次记得，你可以去看、去听任何事物，但只吸收那些适合你的。当你能睁开眼睛时，就让你可爱的双眼轻轻睁开吧。如果你想做出任何动作、发出任何声音，就让它们自然地发生吧。

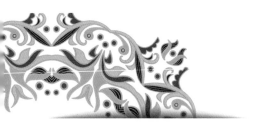

你就是奇迹

我们身体里始终有着那股来自地心的能量，它经我们的双脚和双腿喷涌而上，赋予我们植根的能量，让我们成为现实的人、可靠的人，让我们始终与生命中现实的事——那些我们每天必须要做的、必须做出选择的事相连。

当来自天上的能量奔流而下时，它为我们带来新的灵感、想象、感受力，以及那些为我们的生活带来色彩、声音和光明的东西。当这股能量流经我们的头顶、脸颊和脖颈时，它就与植根的能量汇合了。它为我们的植根性带来灵感，带来既现实又与万物联结的能力，带来既有梦想又能把梦想转化成现实的能力。当这两股能量融合时，它们依然各自保持自主，但彼此滋养，创造出第三股能量——那股从你的双臂和双手流出、传递给他人的能量。当我们处在整合的状态之中——意识到自己的能量、我们自己就是奇迹时，我们就拿回了重要的东西。在我们将能量传递给他人时——无须建议，无须坦白，而只是发出光芒，这能量就可以帮助他们。或许这是我们能够帮助彼此的唯一方式。

当你准备好时，就让你可爱的双眼睁开吧。如果你想做出任何动作或发出任何声音，就让它们自然地发生吧。

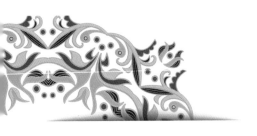

我如何珍爱你和他人

新事物到来时，对他人来说可能显得粗陋或恐怖，这是由于它是陌生的，而不是因为它是错的。但当你以自我高度整合的姿态出现时，"你"会散发出一种积极的光芒，带来一种和谐的感觉，这将驱散他们的恐惧——因为当光明来临时，黑暗便退却了。这就像在夜里走进一间暗室打开灯——立刻就不再有黑暗了。这可以是一种隐喻——黑暗就是人们的恐惧、惊慌、嫉妒、好胜心，这些都是黑暗的一部分，而你可以用你的光明驱散它们。过去竞争所在的地方，现在可以由合作取而代之。当你自身整合、与人相连——了解自己即将发展为一个崭新的你时，你便能够将嫉妒化为谆谆教诲："如果你嫉妒我，我会教你，这样你也可以拥有崭新的你。"你同样能将妒忌化为教诲："你是一个好人，你是生命的显现。我知道。"妒忌由此转化成了联结，诸如此类。这就是真正的力量所能做到的。子弹的力量毫无积极的后效，而太阳的力量总有源源不断的涟漪。

我们来到这里，我们已具备我们所需的一切，还有一个取之不尽的能量之源为我们敞开：来自地心的能量为我们带来植根的能量，让我们能思考、推理，拥有智慧，让我们能认知。而来自天上的能量从我们的头顶、脸颊、脖颈和双臂流下，带来灵感、直觉、想象的能量——为我们的生活增添色彩、火花和质感。能量之源一直都在，从未离开我们——我们只需求索。

我们能够感受到与直觉的联结、与植根性的联结。我们的身体整装待发，只要我们理解了它的信号，我们就理解了我们的灵感与直觉的运作之处，以及我们的理智与认知的运作之处，并能将这些转化为一种新的力量和新的联结。从我们自身的内在——感受到被爱和被珍惜，同时爱着并珍惜着的存在者出发，向着眼睛、语言、思想、情感、臂膊同样整装待发的他人移动——我们甚至感到自己更完整了一些。至于那些尚未准备好，甚至可能尚未含苞的人，我们可以看一看他们，散发我们的光芒，但不期望任何尚不存在的东西。

此时，回想一下，你有一处圣域，那个保存着你每天书写的"我之书"的地方。每一天都可以容纳新的可能，可以容纳新的看待事物的方式、新的行事方式、新的感觉方式，也可以容纳有关你如何实践的故事，例如你如何偶尔以脸抢地，并且知道那是你自找的。这时，你并不是在做美妙的事情——很痛，你大叫并起身。

你的书也会记录你的美妙经历，你的新联结、你的梦、你的希望，或许还有你为了实现它们而付出的努力。这是一本奇妙的书——它有时写着悲伤，有时写着愤怒，有时写着骄傲。它是有人味儿的——它就是你。

此刻，再次觉知你的呼吸——身体放松，正常呼吸，感受你自己是宇宙中的一种显现。现在，在这种状态下，让自己将能量传送给你之外的任何存在者或你自己——那些需要阳光、需要养料的存在者，以能量的形式，以爱的形式，将你的能量输送给他们。

萨提亚冥想经典

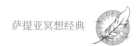

谢谢你这样做，接下来我想让你允许自己经常冥想，如果这适合你的话。它会提醒你有关你自己的重要真相。我现在想让你坚信，你能够让冥想中的真相成为你生命的主题——这主题就是珍爱你自己。当你珍爱你时，你就会自然而然地珍爱他人。如果我们能够做到，那么世界上的大部分痛苦都会消失。

　　现在，如果你想的话，进入身体内部，检查一下是否有紧张的部位——那些需要活动的部位。然后，睁开你美丽的双眼，看看四周，自然地做出想做的动作、发出想发出的声音吧。

写下你的感受

_____

_____

_____

_____

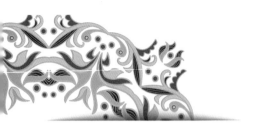

向他人输送能量

作为这宇宙中的一个生灵，我与来自地心的能量之间确有关联，不是因为我善良，不是因为我聪慧，而只是因为我是人。所有人都有。与地心能量、地球之心的联结一直都在。当这能量向上涌来，通过我们的双脚，到达我们的双腿和躯干时，它带来了植根性——认知、思考、分析、衡量的能力，我们对于这一能力有美妙而重要的需求。

而来自天上的能量，也一样因为我们生而为人，所以皆备于我们。它自我们的头顶、脸颊和脖颈一路下移，经过双臂、双肩，来到我们的躯干，带来想象、灵感和直觉的能量——这一不可思议的部分为我们的生活增添了质感、色彩和感觉，让我们能够作画、跳舞、歌唱，能够感受和创作诗歌……它赋予孤绝、贫瘠的东西以质感。我们生命的这个部分，对我们中的许多人来说，一直处于被忽视的休眠状态，或许是由于恐惧，或许是由于我们认为它不重要。但要成为完整的人，这部分是至关重要的，和认知的能力一样重要。我们也必须有感知力。

所以，当我们的情感和思想汇合在一处，它们就成了彼此最好的伙伴。我的所感可以润色我的所想，我的所想可以澄清我的所感，而我拥有这两大美妙的能力。了解了这一点，我们就能够自处于恰当的位置：待人以爱、澄澈和真诚。（如果我们还没有达到这种状态，我们就会向他人寻求自己未达成的部分，这样我们就把处境变得不平衡了。）随着我们的凝聚力和珍爱自己的能力的渐长，我们就会自然而然地珍爱他人了。

我们的第三种能量非常重要，那就是与那些准备好并打开了接收器、准备好接收我的他人相联结的能量。也有一些人准备好了接收器，但还未打开，这样我就无法与他们相联结。这不是因为他们不好，也不是因为我不好，而只是因为还没有那个可能。有些事我经过时就能做到，例如让自己发光，并记住这朵花蕾尚未准备好对我开放，而对方甚至可能都不知道这一点。此时此刻，这是我给你的爱的礼物，一份你可以在需要时使用的能量。

这样，当我与自己内在的力量相连时，我就与那些准备好的人相连了，并为尚未准备好的人留出了空间。从不强求，只发出我的光芒，而不要求他们去完成我的任何目标，只是去了解和确认他们所处的状态，任他们以自己的节奏绽放：这很重要，因为我们中有很多人雄心勃勃，以至于忘记了成长是如何发生的——总是要按照自己的节奏。

没有恰当的光照和养料，植物或许就不会开花。当我们发现有人还没准备好时，我们可以看一看能不能提供给他们一些养料和光照，以帮助他们绽放。现在，充分地觉知你的呼吸，让自己慢慢回到当下。

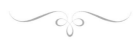

你所拥有之物都是你的，
不管它处于什么状态，它就是你的，
值得你承认。

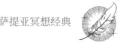

与自己或他人相连

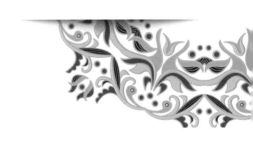

此时此刻，再次觉知我们拥有的几种工具：我们的侦探帽，它让我们能够先观察再下判断；我们的勋章，它让我们能够诚实地说出"是"和"否"；勇气之杖，它带我们走出恐惧；金钥匙，它让我们说出不可说的，问出不可问的；还有智慧盒，它将我们与一切智慧相连——与我们自己相连，与他人相连。

现在，再次觉知你的呼吸。进入内在，感受你此刻对自己的感觉。或许此刻，你可以在想象中抱住自己，摸摸自己，爱自己，支持自己。你知道，任何时候若你感到孤独，你总是可以与自己相连。

现在，将你的注意力转向他人，只要是你愿意传递能量的人就可以，也可以包括你自己。我们现在就传递能量吧——无条件地传递，只是为了某个人在想用的时候可以使用。

轻轻地、轻轻地让自己回到当下，完全地回到这里，感到舒畅而清爽，准备好迎接今天将发生的一切。

言传不如身教。

萨提亚冥想经典

异与同的统一

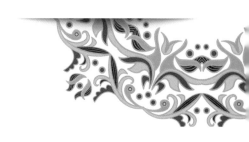

此刻，再次去觉知我们的自尊维修箱中保存的美妙物品：我们的观察能力——我们可以成为自己和他人的侦探，去解开谜题，把判断留到最后；能够清楚地说出"是"和"否"，从而尊重和开发我们的真诚，并且知道这只关乎适合与否，而不关乎一个人的价值；能够拿起愿望杖，也就是勇气魔棒，向着我们想要且需要、感到适合我们之物进发，不让恐惧拖我们的后腿；许自己以特权和机

会，去开发使用金钥匙的种种方法——向种种事物提问，深入观察种种事物，打开种种事物；然后是我们所拥有的智慧盒，它从我们的内在给我们传递信号，告诉我们什么是合适的。它与宇宙的智慧相连，与我们所拥有的一切相连，我们能够使用它。

让我们去觉知，我们都是宇宙所造之物，仅仅因为我们存在，我们就能够与来自地心的能量相连，从中汲取植根的能力、智力、认知能力、衡量与计数的能力，以及逻辑能力。我们非常需要这些。我们也与来自天上的能量相连，它为我们的生活增添色彩与质感——我们感觉、直觉和创造的能力。两者都是与生俱来的。我们也能够知道，这两种能量能够像精子与卵子一样，共同创造出第三种能量，让我们能够从内在走向外在，走向我们以外的那些准备好通过他们的眼睛、言语、手臂、观念和行动来接受我们传递的能量的人。

与此同时，要知道也有人没有准备好，所以我们只需发出光芒，注意到他们尚未准备好，然后继续前进。他们可能是我们的父母、子女、配偶或朋友。

现在，再次觉知我们的呼吸，我们能否深入内在，向自己表达感恩？感谢我们，感谢我们是这样的存在者。世界上

萨提亚冥想经典

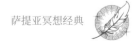

任何地方都没有与我们完全一样的存在者，但我们与其他所有存在者都有共同之处。同时，我们也与他人存在或小或大的不同之处。正是这些共同之处与不同之处，造就了我们的唯一性——异与同的统一，以一种美好的方式，将我们同其他所有人联结起来。或许现在，在这个状态之下，你能够感到既放松又警觉——感受到你自己作为人的力量。

写下你的感受

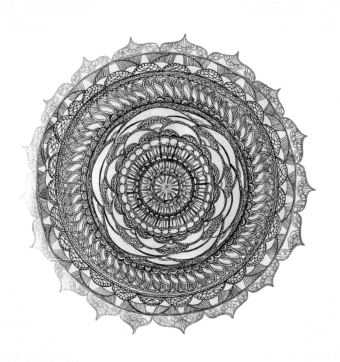

用你的光芒照耀他人

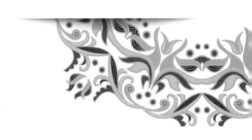

请你觉知，当你意识到有余地进行选择时，你很可能会做出一个好的选择。你会选择生，而不是死；你会选择发展，而不是封闭，因为只有当我们未能意识到可选之物时，才会做出消极的选择。此时此刻，我们可以在经验层面更新自己的观念，去相信：当我们将意识拓展开来，更加清晰地意识到自己的多种选择时，我们就总是能够向着成长的方向前进。还要记得，宇宙始终会帮助我们。

作为这宇宙间的存在者，我们永远与来自地心的能量相连，它自我们的双脚、双腿涌流而上，带来植根的能量，让我们拥有逻辑和认知能力。而来自天上，经我们的头顶、脸颊、脖颈和双臂泻下的能量，为我们带来直觉、想象和感觉的能量。这两类美妙的能力（我们还可以用大脑左右半球的概念来谈论它们）可以理解为感受与思想，它们是我们整合为一所需之物，或许也可类比男性与女性。

认识到这一整合对于我们每个人都是必要的，由此我们能够发展出第三种能量，也就是让我们能够从内在走向外在，走向伴侣、孩子、双亲、朋友和新朋友的能量。这种能量让我们能够从内在来到外在，与准备好的人相联结。当我们愿意发出信号时，他们准备好通过眼睛、耳朵、皮肤、思想和感受——外在于我们的那些接收器来接收我们的信号。同样，他人也愿意向我们发出信号，如果我们像无线电设备一样对那信号保持开放，我们就能听见彼此。这一切的前提是准备就绪，而不是强制或义务。我们也明白，对于那些还没准备好的人，我们仅仅发出光芒就可以了。我们不必逼迫他们去他们本来不在的地方，不过，我们如果发出光芒，很可能就会帮助他们增强觉知。

我们能否与自己的身体、自己的自我，以及自己的所思

萨提亚冥想经典

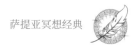

与所感之交融建立同样的联结呢？如果不能的话，我们能否同样以发光的方式、爱的方式去对待它，而不是以强力的方式呢？

让自己觉知你已走了多远：有多少你做梦都未曾想过的新事物已经发芽结果？有多少旧事物找到了新的可能？有多少旧事物好像卡住了？去觉知正在发生的一切，不要试图评判好坏，而是更多地将你自己视作正驱车旅行，看见了从未见过的新道路，被沟渠卡住，从坡道滑落，或者正发生其他事情。每一种状况都给我们锻炼应对能力的机会。你只需觉知到这一切正在发生。

现在，完全地进入自己的内在——你是美妙的存在，是生命的显现，你拥有各种可能性，而其中有许多已经实现。觉知你的呼吸，感受此时此刻让自己完全成为你存在的中心的感觉。你能够做到吗？同时要认识到这是凝聚自己的一种方式，而不是要将你与他人区隔开来。当你拥有了与自己同在的觉知，你能否想象自己知道某个他人可能在哪里？因为当你凝聚时，你的目更明、耳更聪、思想更清晰、行动更合理，他人一定会从你那里获取更多，你对他们的回应也一定会更富创造性。请觉知你的生命从婴儿开始，那时你所学的，刚好有助于你最好地了解世界。

现在，看待旧的处境时，我们的眼睛更加明亮了，于是我们更容易看到过去看不到的东西。让这发生吧，为我们的成长、觉知和改变，奖励自己几颗金色小星星。

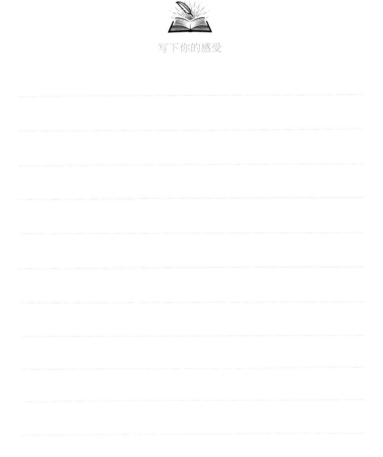

写下你的感受

萨提亚冥想经典

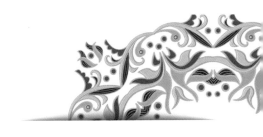

新的开始与新的可能

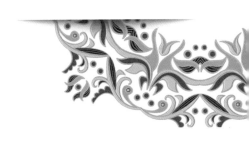

现在，觉知你的呼吸。我希望你回想一下你的自尊维修箱，但愿你已经开始使用它了。你的侦探帽：在下判断之前，先去看、去检验、去探索、去发现。

你的勋章：一面以美丽的字体写着"是"，它说着："谢谢你注意到我。此刻你向我要求的东西，是如此的恰当。谢谢你，答案是'是'。"另一面以同样华美的字体写着"不"："此刻你向我要求的东西并不合适。谢谢你注意到我。"我们的勋章，是我们的真诚乃至我们最终的一致性的关键和根本。

愿望杖，或勇气权杖——你想叫它什么都可以：让我们能够将我们的欲望统一起来，挣脱恐惧，向前行进，并实现内在的成长。不去实际经历，就不会有任何成长。成长之前，恐惧往往先行。因此我们需要超越它，用我们的愿望与希冀，拉身后的恐惧一把。

金钥匙：让我们活跃起来，去表达我们的好奇，去看，去敞开。

然后是我们的智慧盒：以宇宙的智慧——包括情感的、灵性的和智性的智慧，将我们统一起来，在我们犹疑不定时给我们指引。

现在，让自己与你的呼吸相连。作为宇宙间的一个生物，你自然而然地与来自地心的能量相连。当它冲出地表，向上涌入你的双脚、小腿和大腿，进入你的躯干时，它带来植根的能量——你思考、衡量和认知的能力。你还与来自天上的能量相连，它自你的头颅下贯，经过你的脸颊、脖颈与胸膛，来到你的躯干，带来想象、直觉与感受的能量——这为我们的生命带来色彩、深度、质感与个性。情感也是如

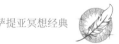

此。而当这两种至为重要的能量共同在场，我们也承认它们在场时，它们就会创造出第三种能量，这种能量给予我们勇气、希望和兴趣以从内在走向外在，走向那些准备好以眼睛、皮肤和言语与我们相联结的他人。这样，他们也会反过来给我们能量。告诉你自己，我们只能在他人准备好时与他们联结，而我们的光芒往往会帮助人们达到准备就绪的状态，但我们不能强求。我们的存在有赖于我们认知的能量或知性，我们直觉的能量或深刻的情感与感受，以及我们在与他人的关系之中互动的能量。这些能量都是我们可以获取的，只有觉知的缺乏会阻止我们取用这些资源。

觉知你的呼吸。或许你能够感受到，你身体的某些部位在微笑。这是因为你如此投入地关注着你所拥有的这副美妙的身体。

现在，我想让你回忆起一个时间、一个地点，那情景中一切都恰好是你想要的样子，即使只有十分钟。可以是你 5 岁时，也可以是 20 岁，在家，或在海边，哪里都可以。我想让你，在此刻，让那个地方的回忆走向你。那个时候，一切都是你想要的样子。我们中有许多人能够回想起种种事与愿违的时刻。那些时刻也是存在的，但现在，我想让你找回事愿相应的那时那地。

现在，你将乘上一条魔毯，它会迅速带你到你需要去的地方。当魔毯移动时，它的触感是柔软的，但它很安全。它移动得很快，但你享受它的律动。

然后你到达了这个地方，我想让你看看那河流、群山或房间、沙盘——在那里的那些东西。让自己吸收那些色彩。如果那儿有人的话，他们穿着什么衣服，说着什么话语，做着什么动作？如果有动物的话，看看它们，或许你知道它们的名字。如果太阳已经西沉，那是什么感觉？如果风在吹拂，那是什么感觉？让自己与那里的声音相连，与那里的色彩相连，与那里的种种事情的发生相连——与那个一切都如你所愿的地方的一切相连。

当你重新经历那个瞬间或那里的许多个瞬间时，你忽然感受到一股引力，吸引你向某个方向看去。这是一股轻微的引力，但它确确实实地引导着你。而当你向那个方向看过去时，你发现你的双脚正带着你走向远处的一扇门。你感到自己在被推着走，轻柔而坚定。没有恐惧，唯有新奇和兴奋。"那儿有什么？"你对自己说。走近时你发现，这扇美妙的门，是你见过最美丽的一扇门，以你喜欢的木材造就，以你喜欢的方式雕刻、上漆、装饰。门把手很美，材质是你喜欢的金属。你试着扭动把手，但它没有动，于是你想起："对

萨提亚冥想经典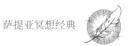

了，我有金钥匙。"你把手伸进口袋，找到你的金钥匙，并把它拿了出来。它与门锁的孔完美契合。

你打开了门，当你打开它时，出现在眼前的是一个合你心意的房间：大小、颜色、格局和装潢都正合你的心意。阳光照射进来的角度刚刚好，地毯和地板都是你喜欢的。房间里播放着背景音乐——是你喜欢的音乐类型。一切感受、景观、声音，都为你带来满溢的舒适，但这是一种充斥着生命感的舒适。它不是被动的，而是你内在的澎湃，诉说着活着是多么美妙。

正当你感受那美妙的感觉时，你感受到另外一股引力。你跟随它的指引，发现了一排长长的书架，上面有一本书显得不同寻常。那本书周围有光。你当然注意到了，并朝着它走去，它从书架上跳下来，落在你手上。这本书上有你的名字，它的标题是"我之书"。

这本书的手感太好了。据你所知，你从未见过这本书，但它有种很熟悉的感觉，你也知道它很适合你。你翻开它，开头写着："从前……"后面就是你出生的故事：你如何来到人世间的故事，为你接生的人们的故事，他们周围的人的故事，那时的世界是什么样子，这些人当时在想什么、感受什么、期盼什么，他们感受到什么困难，他们在为什么而感到害怕和失望。你阅读着这个故事。"从前……"你读下去，看到了非常熟悉的段落，是关于你的。你看到你听说过的故事，例如你是这一辈的第一个孩子，人们带来了礼物。有些故事是悲伤的，比如你出生以后很长时间没有见到你的父亲，因为他在别处。这其中有些故事悲伤，而有些故事又极为幸福。它们是人生的故事。

其中有你成长的故事：你长出了第一颗牙；你掉了第一颗牙，又长出新的牙；你尝试了不适合你的东西，最终恼羞成怒。它们全部都是你和你周围的人的故事：你如何成长、你上学的第一天、你和女朋友或男朋友的吵架、你因为没有人站在你这边而感到受辱，等等。你阅读着潮涨与潮落，高峰与低谷，阅读着成长蜿蜒崎岖的道路。

读着读着，就到了今天的日期，最后一句话是昨天写的。或许是类似这样的内容："我开始觉知到我是一个庄严的存在者；我开始觉知到我是一个重要的人，要去为自己和他人做重要的事。"当你读到这里时，不知怎的，一股希望的力量涌入你的心头。虽然或许你的人生已经活过了40年、50年，但突然，由于某种原因，这本书写完的部分开始收缩，变得非常小。

然后你发现，书中待写的部分仍有那么多。过去所发生的一切，仿佛已经自动转化成了你为今后要进一步学习、以不同方式去学习的东西所做的准备。还有这么多页没写。多么美妙！

看着种种新的可能性，因为那就是下一章的标题："我新的可能"，你感到呼吸舒畅，你也十分舒畅。这是你的圣域，这是你的书，它叫作"我之书"。你知道，如果你想在这本书里写些什么的话，你随时可以来。

过去写下的内容与你今天所写的东西可以完全无关。过去对你毫无力量，除非你想从中学习，这样它就会成为光。当你的过去帮助你厘清当下的状况时，它就成了光。

你开始注意到你需要离开这里了，你轻轻把书放回架上，心里知道你将会一次次重回这个地方，而且除你以外，没有人会来。把书放回去后，你停顿了片刻，沉浸于并享受这房间的温度、色彩和所有纹理。然后你向外走去，走向门口，打开门。你拿出金钥匙，锁上了门。你的魔毯在等着你。你环视这个地方的四周，在你过去的某一时间，这里的一切都刚刚好。

你回到魔毯上，带自己回到当下，去活出你新的开始与新的可能。

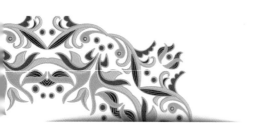

更深刻的感激

现在，我想请你

让你美丽的眼睑轻轻闭合。

当你这样做时，你能否再次觉知

你的眼睑是如何轻易而快速地做出反应的？

你身体的其余部分

是否也能以同样的方式回应你？

是可以的！

现在，此刻，闭着眼睛，

让自己觉知你的呼吸。

或许此刻

你对自己有了更深刻的感激

因为你主动地

让呼吸的空气进入你的身体。

或许你也对自己身上所有美丽的部位

有了更深刻的感激，

因为它们从呼吸的空气之中

为你的身体攫取了珍贵的养料。

你理解你可以通过自己的觉知，

用呼吸充满你的整个身体，

主要通过觉知的觉醒。

你一直在呼吸，

但此时此刻，你对自己的呼吸极为明了，

极为在意。

你处在此时此刻，闭着眼，

为了身体的完全舒适

做出你所需要的所有细小的调整。

你知道你与自己的呼吸相连。

而呼吸在持续，一如既往。

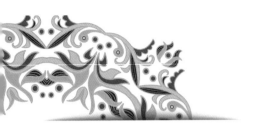

放松带来力量

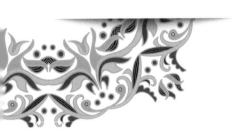

闭上眼睛，让自己觉知你的呼吸。当你吸气时，去觉知你身体中让吸气得以实现的美妙机制，从吸入的空气中拿取你需要的养分、排出其余部分的美妙机制。当空气在你的身体中流动时，将你的注意力放在紧张的部位。发现紧张的部位时，稍做停顿，对它们笑一笑，因为它们让你发现了它们的存在。让呼吸的空气抵达这些部位，从而让它们放松下来，随着呼吸将紧张送出体外。感受空气充满你的身体，轻轻地、轻轻地弥漫到你身体的边缘。不要强迫自己，就让身体被充满吧，让你身体中的那些空间被填满。现在，觉知你身体的放松状态。或许你能开始感觉到，通过放松，你会获得力量。

当你放松时，你的心灵更加警觉，也就能让身心去感受它此刻需要为你做些什么。倾听你身体的任何部位发出的任何信息，它们需要你的爱和关心，或者需要你的关注。无论信息以何种方式找上你，都去倾听它。用片刻的时间去与那个部位沟通。问问它希望你为它做些什么——现在或以后。

或许你可以允许自己倾听你的身体：吃饱时，倾听你的胃，这样你就是在用胃去吃，而不是眼睛。双脚劳累时，去倾听它们，让它们休息放松。后背感到重负时，也去倾听它，让它轻松起来。无论信息是什么，都让自己去倾听。

清晰地听取信息，并进一步允许自己以富有创造力的方式去回应来自你的信息。现在，深入你的内在。给自己一个感激的信息，给你——这世界上唯一一个你这样的人。现在，再一次，舒畅地呼吸，让自己完全地回到当下，睁开你美丽的双眼，如果想要发出任何声音或做出任何动作，就让它自然地发生吧。

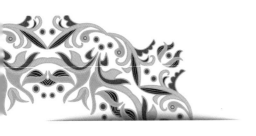

紧密的身体联结

现在，闭上眼睛，同时去觉知这个奇迹：为了闭上眼睛，你需要做的只是想一想而已。你向你的眼睑发送了一个想法，它们就闭上了。你能想象你与身体其他部位之间也有着如此紧密的联结吗？不仅仅向身体的各个部位发出信息，也反过来倾听它们对你说的话。此时此刻，问问你的眼睑，处于当下的状态感觉如何，听听它们的回答，然后让自己觉知呼吸，欣赏另一个奇迹。

你毫不费力地吸入空气，然后你的全身各处立即做出反应，从中攫取你身体所需要的养分。你无须为此做任何事，只需放任呼吸进来，然后支持它，在它遍及你全身时鼓励它前进。为成长萃取养分的过程会由你的身体自动完成，无须辅助和指引。你只要负责将自己打开，迎接空气进来就可以了。

此时此刻，感受让空气进入身体的感觉——感受呼吸。当你与呼吸的感觉相连时，你能否将你的觉知拓展开来，看看你的身体中是否有紧张的部位需要你去关注？如果你发现有，要谢谢它让你知道它的紧张，并让它放松下来，这样紧张和能量就可以随着一次呼气而排出体外了。现在，深入自己的内在，给自己传递一条感恩的信息。然后慢慢睁开双眼，让自己去进行下一项任务吧。

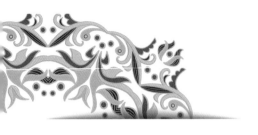

平衡的身体

让你的身体在椅子上找到一种非常舒适而又平衡的姿势。然后看看你是否还要做出什么调整。感受坐在椅子上精神集中、身体平衡是什么感觉。用片刻的时间，在脑海中看看你的整个身体：首先是头颅、骨骼，它们如此美妙地相互联结成为一个整体；感受各个关节，它们如此美丽地连接着不同长度、不同柔韧度的肌肉组织；看看那美丽的、神奇的奇迹：各种动作、各种支撑的全部可能性。然后再次看看你的身体，有血有肉，有所有组成你身体其他部分的美妙物质：我们的器官在内、皮肤在外，还有那些美妙的内在的东西。当我们给自己机会，让身体保持平衡，并信赖来自身体的支撑时，我们就给予了自己内在的一切以最大的运转空间。此刻我们或许还能够更多地觉知到，我们不必告诉心脏如何跳动，也不必告诉肠胃如何消化。我们只为它们提供了一个让这些美妙的事物能够在其中运作的环境：空间、爱、外界环境、滋养的思想、滋养的食物、空气、关系。

现在，睁开你美丽的眼睛，回来觉知你的周遭，随身携带你对你身体的觉知。

写下你的感受

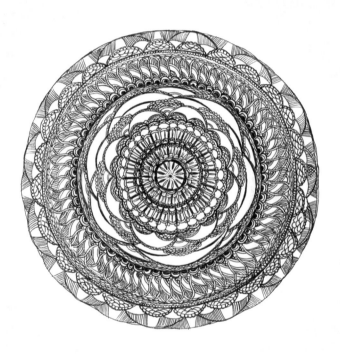

充分地呼吸

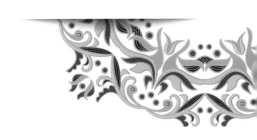

现在，你坐在椅子上，让眼睛轻轻闭上。此时，你或许能更容易、更舒服地去思考你与椅子之间形成的舒适的联结、你的身体在椅子上获取平衡的方式，以及你的呼吸。

此刻，或许你可以让自己完全地专注于你的呼吸。吸气，觉知你的身体纳入空气的神奇机制。即使你并不知道它是如何运作的，你也知道它在运作——你知道你拥有这神奇的机制，从呼吸中获取你的身体非常需要的、珍贵的氧气。

　　或许今天早上，你可以在脑海中想象你全身的样子，每个部位都需要呼吸，需要从空气中获得氧气。现在，随着你有觉知的呼吸，你能够看到空气被吸入，然后流向你身体的所有部位。如果你发现某些部位是紧张的，就对它笑笑吧，让那些部位放松下来，这样每个部位就都能被你的呼吸所滋养了。你或许会发现，你与你的呼吸之间的联系更紧密了，你心灵的某个部分变得更警觉了。或许你可以让自己记得，下次发现紧张部位时，你可以允许自己在当下充分地呼吸。释放你心灵的警觉，你便能够以更完满的方式获取该获取的东西。现在，再次舒畅地呼吸，让自己充分地处在当下，睁开你美丽的双眼。如果你想发出什么声音，或做出什么动作，就让它自然地发生吧。

萨提亚冥想经典

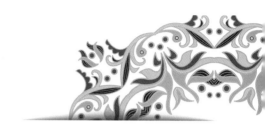

你身体的亲密友人

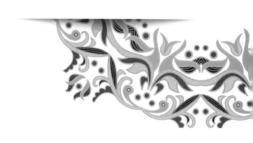

闭上眼，同时觉知你的眼睑对你的想法的回应是多么迅速。我相信你没有斥责它们，也没有承诺它们什么。你只说了"闭上"，或许连这句话都没有说，你的身体就立刻对你做出了回应。我们的想法是一种引导我们自己的力量。我们身体的其他部位会不会也与我们所主导的想法有着如此紧密的联系呢？我认为会。但我还不知道它们具体是怎样联系的。想到这里，请你进一步想象你的身体与你的紧密交流：这里稍微疼了一下，那里溢出一点组织液，更远处有点紧张，上方有点麻木，这里是放松的。这些都是身体告诉我们信息的方式。

我会非常努力地帮助你成为你身体的亲密友人。为了让你自己了解正在发生的状况，这或许是最重要的事了。现在，同时也觉知，当你闭眼时，你为自己创造了一个环境，在其中你可以更加专注于内在和外在正在发生的事情。会有属于外在的时间。现在我要你回到内在，觉知你的呼吸，或许要以一种你从未经历过的方式去觉知，而如果你经历过，就加强这种觉知。

一旦我们停止呼吸，生命就结束了。我们的呼吸就是我们同生命的联结。如果我们负起责任，给予我们的呼吸一个放松的互动容器，我们就能让赋予我们生命的空气滋养我们的全身各处。我们身心的放松，让我们的呼吸能够更充分地完成它的伟大使命。如果我们很僵硬，我们就冻结了呼吸的赋生属性。所以，任何时候，当你感到虚弱时，就让自己有意识地呼吸。放松身体，力量就会再次产生。现在，渐渐将自己带回你的房间，回到今天，回到此刻。当你完全回来时，睁开你美丽的双眼。如果想发出任何声音，或做出任何动作，就让它自然地发生吧。

　　萨提亚冥想经典

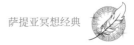

我们内在加工过程的种种原料

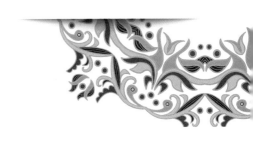

闭上眼，同时让自己有意识地觉知你的呼吸。空气正在进入你的身体，如果你允许你的身体放松下来，呼吸就能够很好地完成它的工作。

或许此时此刻，你也可以觉知到，你还是许多其他东西的接收器。这个世界，你生活、工作、玩乐于其中的环境，这环境中的人，都在发送着信息。这个星球发送着信息——大地与群山。我们发送，同时也接收。我们接收与回应的形式多种多样。景色与声音不同，触感与景色不同，声音与想法不同。这些都是我们产生联结的方式，都是我们发送和接收信息的方式。我们的身体是美妙的接收器，而它还可以专注于发送信息，就像接收信息一样。

或许你可以觉知到，通过开发更多更广的觉知、与你的身体之间更多更广的联结，你可以与身体产生紧密的联结。你还可以，举例来说，觉知到周围有哪些你想要吸收或不想吸收的东西。你可能会觉知到你身体里的一些你想要或不想要公开谈论的东西。你或许会觉知到，如果你不与自己建立真正的联结，你可能就会背着自己做一些事，例如发出并非你本意的信息，或者去回应一些根本不存在的信息。

我常常会打一个比方，那就是我永远在中央，所有事物都向我走过来，或从我走出去。与我同在的任何人都接收着什么，而我也从他们那里接收着什么。无论那是严厉的言语、充满爱意的言语、一个吻、一次抚摸还是一个眼神——我都在接收。我也在给予。对于我们中的很多人来说，这整个过程、这交流的源泉，虽然一直在流动，但绕开了我们。

或许现在，是时候重新审视我们在语言诞生之前仅有的那些发出和接收信息的途径——触感、声音、表情、动作。或许我们可以让自己去觉知并乐于看见我们相互交流的种种

萨提亚冥想经典

非语言的方式。

现在，我想为你提供一个想法：从你成为一颗受精卵开始，你就已经被卷入了交流——给予与接收之中，但或许当时没有人为你编码。所以，或许你可以给自己一个新的机会，去重新编码，去以不同于以往的方式理解意义，通过那个产生超越语言的联结的神奇世界去理解。这不意味着语言不重要。语言很重要，但除了语言之外还有很多东西。

现在，让我们前往内在深处那个保存我们各种资源的地方。我想要你去觉知，你可以通过哪些方式用眼睛去观察。此刻，你或许觉知到，你眼睛的所见一定要经过你的解读，而你的解读又与你的过往经验息息相关。你就所见之物所说的话，一定要经过你的发言规则的规划。你可能意识到了你所见的东西，但当你用语言将它说给他人时，它可能就不具备同等的意义了。那么，我们能否花一点时间，让自己尽量充分地分享我们的所见呢？这也意味着要分享我们的解读方式，以及我们为充分分享所开通的道路——一条超越规则的道路。

我们的观察能力的另一部分来自耳朵。我们通过这对美妙的器官去聆听。我们吸收信息，但这也需要经过同样的过程：解读你的所闻，让它经过你过往经验、发言规则的处理。从嘴里说出来的，是经过这个过程后余下的东西。触觉、嗅觉、味觉的过程也是如此。

如果我们真正让自己去观察，并为我们的观察注入意义，就会发现很多。此刻，或许我们能非常清晰地觉知到，我们第一眼所看到的，涵盖了解读、过往经验和发言规则。除非我们知道如何问他人问题，或者将解读阐述出来，否则我们就不能真正与他人联结。对我们每个人来说，解读我们所观察到的东西是很自然的倾向。为我们的过去赋予意义也是很自然的，因为我们的未来尚未到来，而我们的现在正在形成。大多数人所接受的教育，让他们自然会将解读、经验和规则投入言论自由的熔炉。

我要为观察添加另一个维度：看看冰山在水面以下的部分——语言之下。这对你而言或许是一个全新的视角。你告诉我你看见了什么，同时也就告诉了我，如果你在做出某种解读，那么它属于过去的意象，并经过了你发言规则的处理。如果我以表面意思领会你所说的话，那么我就让它经过了我的解读、我的意象以及我的发言规则。所以实际上我在用我来理解你。这就是投射的意思。

此时此地，我们拥有这么多观察的途径，对于所观察之物背后的东西，对于如何将你和我分离开来从而找到真正的你和我，也都有了越来越深的理解。现在，我们来到了交流

萨提亚冥想经典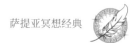

中最具创造性的部分。让我们提醒自己，我们在行动之前，首先会感受和思考。我们的行动紧跟在我们的所感所思之后，是它们的结果，因此我们应该意识到，我们正在进行的行动就是最好的行动。稍微换个角度来看，稍微换个角度来解读，更充分地处在当下，向自己发出信息去开放地发言，结果就会不同。

现在，让我们来到选择这里，此刻你或许对它有了更清晰的认识：你走出的每一步几乎都是有选择的，你的选择就是你引导自己前进方向的能力。它将你从受害者的境地引向自尊之境——有意识的选择。

那么现在，让我们再次与我们所拥有的美妙资源相联结，让自己每天、每周、每个月都进行必要的选择——检视我们所拥有的东西、我们得出的结论、我们所使用的过往经验，以及我们所采取的发言方式。如果我们发现它们不再适合，或许我们可以放弃它们，让它们带着我们的祝福离开。或许在过去，它们一度是适合的。现在，让我们看看那些正好适合的，并且注意到我们需要但尚未拥有的，允许自己去创造它。这就是不断反思、不断展开的人生的本质。

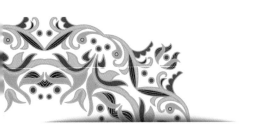

听见自己说你在乎

你平衡地坐在椅子上，你的重量分配得很均匀，你的身体很放松……我们开始明白，放松能打开身体的接受性，呼吸能让养分在身体中显现，两者之间的关系，增强了我们的价值感和凝定感，从而增强了我们的力量感——对好的力量的感受。或许如果我们对此听得足够多，并感到内在有与之相契合的东西，我们就能开始在放松、呼吸和凝定之间创造新的联结。在此基础上，再加上一种非常清醒的觉知："我爱我，我珍爱我。我是生命的显现，所以我的底色就是神圣。我因此与一切生命相连。我也有责任成为我自己的好'牧羊人'，可以从发现自己的可爱与才干开始。"或许当你听见自己对自己说着"我爱我"的时候，你就开始告别诸如"关心自己等同于自私"的旧观念了，因为真正的关爱自己是要去为我们的健康、成长和与他人的美妙关系奠定基础。

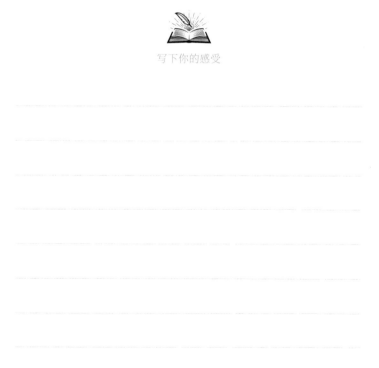

写下你的感受

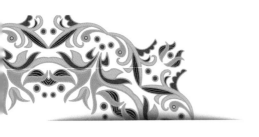

你的思想的力量

现在，闭上你的眼睛。觉知你的眼睛是如何闭上的。我的声音传达出一句话，你听到这句话并将它转录成一个意象，将它发送给你的身体……然后你的眼睛就闭上了。让我们用片刻的时间来体会这个小小动作的庄严之处。我们或许可以将它视为我们一整套可能性的一种显现：我们可以与自己的身体如此紧密地相连和沟通；我们的想法非常有力，能够帮助我们的身体去回应。我们知道了它积极的一面，而消极的一面很可能也是这样运作的。现在，再次觉知你的身体。你是你身体的"牧羊人"，你指导它如何坐在椅子上：它如何获得平衡、你的双脚如何放在地上、你的脊椎如何才能感到舒服。你是这一切的主宰。

接着，让自己觉知你的呼吸。你不必为呼吸做任何事，只需允许空气进来。你所起到的作用，是调节吸气时你身体的状态。如果你的身体是放松的，呼吸的空气就有办法抵达需要它的所有部位。如果你的身体僵硬，空气所能到达之处就会受到限制。所以现在，让自己做自己的好"牧羊人"吧，让身体放松下来，意识到在放松的状态之中，你在滋养你的身体，并创造力量。放松加上呼吸就等于力量。

或许此刻，你可以想象你呼吸的空气有某种颜色。当你吸入空气，同时放松身体时，观察那空气在你的全身流动：流过全身各个部位，用那空气的颜色点亮它们；到达所有末梢，到达脚趾、手指、鼻尖、头顶；进入每个器官；抵达皮肤的整个表面……借由呼吸带来的氧气，你哺育着你的全身。或许，当你观察着你呼吸的空气的颜色，或被你赋予了颜色的空气时，你还可以为你呼吸的空气想出一种隐喻，让它能够完成它的绝妙工作。或许它是你向全身发射出的一架小飞机，或许它是一系列美妙的铃声。我不知道具体是什么，但请为你的呼吸和你的放松，还有你的"牧羊人"找到一个喻体。如果你愿意的话，或许你还可以让这个比喻成为今后人生中你的觉知的一部分，让它提醒你，你的力量来自哪里。力量来自你的呼吸、你的放松状态，来自你的身体，来自你的思想的力量。

让自己有觉知地回想，你呼吸的空气曾在何时何地试图去往你未察觉到的紧张之处。那或许呈现为一种微小的紧张。或许你过去就曾注意到很多部位出现过微小的紧张——例如肩膀的一块肌肉、膝盖、脚踝的某个部位，或其他经常紧张的地方。或许你可以给予这些部位特别的关注和觉知，给它们更多滋养，因为它们可能正需要滋养。这意味着你要将注意力放在身体内部，和你的脚踝或膝盖聊一聊，并通过呼吸的空气传送能量。你甚至可能想要摸一摸那个身体部位，用手来传递充满爱的信息。又或许，你并不需要等待某个身体部位来寻求你的注意，你可以主动找上门去。每天几次，抱一抱自己，拍拍自己，支撑住自己——给自己爱。上床睡觉时，想象自己拥抱自己，对自己道晚安。这不意味着你不可以让别人来做这件事，只是你永远是和自己在一起的。

现在，慢慢带自己回到你的房间，回到今天，回到此

萨提亚冥想经典

刻。当你感到完全回来时，就让你美丽的双眼睁开吧。睁眼时，如果想要发出什么声音，或做出什么动作，就让它自然地发生吧。

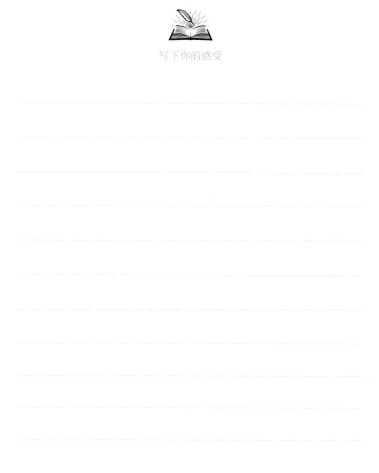

写下你的感受

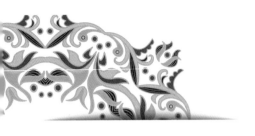

爱的信息

闭上你美丽的双眼，让自己觉知你的呼吸。或许在这一刻，你比以往任何时候都更能认识到，呼吸是你与生命之间的联结。所以，让自己放松身体，打开身体的接受性吧，这样你呼吸的空气就能遍及你的全身各处。仿佛你的身体是一台接收器，欣然地接收着你的每一丝呼吸。

你身体的放松状态是受控的。它由你的觉知构成，包括你如何允许身体放松、如何教导身体放松……首先要想"我的身体，我叫你放松"，然后将这个想法与身体放松的生理体验统一起来。觉知到紧张——它是容易觉察的，只要你允许自己觉察。当你感受到自己的紧张时，感谢它，因为它告诉了你它在哪里，给了你机会让它放松下来。聆听紧张的信号，感受紧张的信号，允许紧张之处放松下来，让它们随着一次吐气离开你的身体，然后你就能为你呼吸的空气创造一个新的接收空间了。

或许当你这样做时，你能够开始感觉到，随着你的吸气，空气来到你的小腹，进而轻柔地充满你的全身。你不需要推，也不需要拉，只需准备好身体的接受性，允许空气进来——这样就能够带来力量。放松和呼吸帮助你变得强大，获得凝定的力量。

在这种力量的基础上，有意识、有觉知地向自己发出一条信息：你爱你自己。这条信息是一种滋养你的方式，也是另一种增强你自己的力量与智慧的方式。让我们用内在之耳去聆听你爱你的信息。这信息包含你对自己的珍爱、关怀和联结，你会知道你的身体永远愿意倾听你充满爱与联结的信息。

对于我们中的很多人来说，在成长的过程中，身体只是一副需要保持干净的皮囊。如果你过去不知道，那么现在你有了机会真正地觉知身体这美妙的资源。你的身体所发出的信息是给你的，你是你身体的"牧羊人"，你的身体会不惜一切代价地听从你的号令，即使是要让你生病。没有人会有意识地发出让自己生病的信息。可是，如果一个人对自己的呼吸失去觉知，没有活出自我，那么生病的情况就很容易发生。

现在，走进身体内部，看看是否有哪些部位是紧张的。如果发现了紧张的部位，就对它们笑一笑，这是爱自己的另外一部分——对正在发生的事有所察觉。或许，你可以建立联结……爱自己有益于滋养自己，进而会增强你的力量。在强大的力量之中，你可以开发智慧、健康和凝聚力。

或许到了这里，我们能够再次觉知到，我们的灵性如此纯粹。我们的本质是纯粹的，只要我们准备好倾听，它随时可以向我们展现它的纯粹。不管有多少来自过去的消极信息，或许我们现在都能够将其理解为对行为的评价，而不是对我们的价值的评价。或许来自一些未联结、不凝定的人的信息总是消极的……这依然是对行为的评价，而不是对你的本质的评价。现在，渐渐带自己回到你的房间，回到今天，回到此刻。当你感到完全回来时，让你美丽的双眼睁开吧。

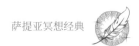

睁眼时，如果想要发出什么声音，或做出什么动作，就让它自然地发生吧。

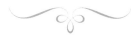

请自己进来，带着新鲜的双眼

和探险的热情。

你发现得越多，就评判得越少。

你评判得越少，就感到越安全。

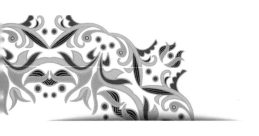

晚餐后的觉知

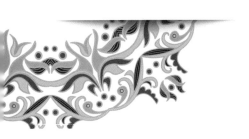

好了，我要请你闭上眼了。觉知你的呼吸，如果你发现任何微小的紧张，就让它流出体外吧。让自己去觉知，你离桌子不远，你的消化或许还未过半，你可能会感受到一般来自消化道的引力，吸引你去给它能量。不要吝啬你的能量。但我觉得，如果你能够觉知到，你的胃就会得到能量，你的消化系统也会取其所需，并为你所用，无论你需要的是什么，它总能起到一点作用。在一天快要结束时，即使我们没有努力工作，我们也已经使用了自己一天。我们或许该想一想这件事。

现在，我想请你仅仅去觉知，这样你就不会强迫自己，因为我发现如果我不强迫自己，所有能量就都会自然而然地以一种富有创造力的方式被启用……所以就这样呼吸一会儿吧……或许与此同时你可以向自己发出一条感谢自己的信息，感谢自己的身体正在为你做的和曾经做过的一切……继续自然地、正常地呼吸，如果发现紧张之处，就让紧张随呼气排出体外。要知道，在你呼吸和放松的同时，一种自然的力量也出现了——来自你身体的凝定状态的力量。按照你自己的节奏，在你准备好的时候睁开双眼，带好你的觉知、你的创造力、你的力量以及你的能量，去过接下来的夜晚吧。

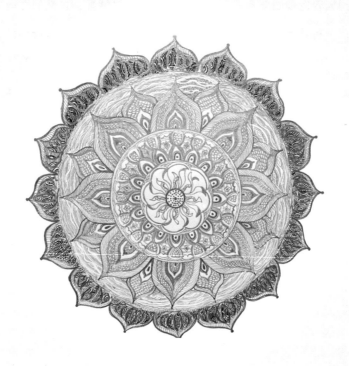

完整性

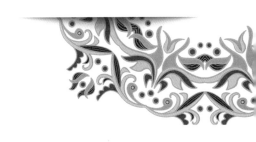

我想请你把我们接下来所要经历的过程当作你自己的一种成长。其中的大部分，对你而言会是新的经验。现在，请你闭上眼，我将向你确认一些事情，它们是我希望你建立的联结。每次我请你闭上双眼，我都在确认。你觉知到了吗？现在，我想让你做的是，闭上眼，觉知你的呼吸。让自己与来自地心、进入你身体的能量相连，这股能量与来自天上、通过太阳喷涌而出的能量相接相融，支持着你的生命力。能量在你与他人之间游来游去，当你感到不平衡时，你随时可以对此有所觉知，它是普遍的、触手可及的、永远在场的。你与地球的核心相连，与来自天上的能量相连，与往返于你与他人之间的能量相连。你永远与你的双脚、你的双腿、你的后背、你的呼吸相连，它们支撑着你。你现在就在正常地呼吸，舒畅地享受着对你自己——一个有生命的存在者的感激。或许此刻你可以给自己发送一条信息，那就是无论你从另一个人或自己那里听到什么、看到什么，你都能够理解它。那是人类求索的一部分：我们寻求成为真正的人、成为完整的人，无论这求索的过程呈现出多么狰狞的面目、带来多么沉重的痛苦，其根本都是对完整性的探寻。你要承认，对你而言是如此，对你所遇见过的每一个人——你的家人、朋友、工作伙伴也都是如此。请感受你当下对我所说的话和我的声音的感觉。进入你的头脑，问问你的头脑，它对正在输入的话语是同意还是反对……再次觉知你的呼吸……轻轻地、慢慢地，让你的双眼睁开，感受你自己，然后你就能够将整个房间，连同其中的一切，原原本本地吸纳进来了。

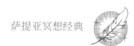

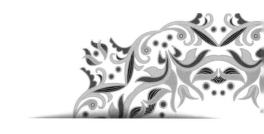

完美无瑕的身体

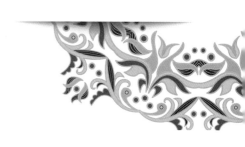

现在，让自己深入内在，

觉知你的呼吸。

在你自己的身体之中，感受你的温暖。

聆听你心跳的声音。

或许还有你消化道的声音……

从内在

告诉你生命正在延续的任何声音。

正如吸气，

从外在

告诉你生命正在延续。

而在内在，去觉知你那不可思议、

不可思议的身体构造吧……

这样的构造让我们做一切事

成为可能。

去觉知为提供温暖，

为吐故纳新而运行的

内在机制。

它为我们的存在

制造一切内在必需的化学物质。

那只是我们的运行方式之奇迹的

一小部分；

是我们所拥有的完美无瑕的身体的

一小部分。

它以多么美妙的方式装载着

我们驾驶自己的航船的能力，

通过我们的左右脑……

通过生命的庄严：

关爱和照顾他人及自己，

全心全意。

更为庄严的部位

在我们的肚脐后面，

它向我们发出信号，诉说

我们的头脑告诉我们的事

与我们的身体告诉我们的事

之间的差异。

我们是奇迹，

并且正如我们是奇迹，

他人，每个人，也都是奇迹。

而我们或许能够觉知

这些奇迹一直在这里，

自时间之初。

完美无瑕的身体

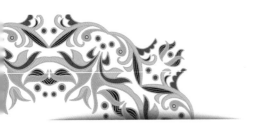

检视

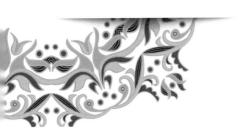

我想请你用片刻的时间闭上眼睛，

联结，

觉知你的呼吸，

正常地，舒适地。

如果身体之中有任何紧张，

就让它们随着一次呼气流淌出去。

提醒自己你拥有支撑，

来自你的臀部、双脚、背部，

它们共同地又分别地支撑着你。

向自己表达感恩，

你是生命力的显现，

你生长、奋斗、拣择、增添。

在内在的某处，充分地允许自己

去品尝，并提醒自己

只吞下适合你的。

在某处，无论在哪个部位，

无论在你的心灵、大脑还是身体中，

选择将带给你新的专注力，

让它完全地进入你的觉知中来。

然后，当你准备好时，

轻轻睁开你的双眼。

准备好以感恩和期待

迎接新的一天，

去展现你的生命力。

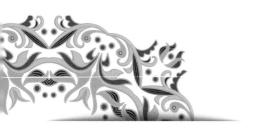

一场工作坊的结束语

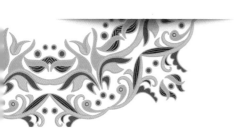

现在，我要请你们完成一个小小的仪式。但当下这个时刻，我想让你们先闭上眼，觉知自己的呼吸。如果发现身体中有任何轻微的紧张，就让它们随着一次吐气流出你的体外。觉知你来自地心的能量、来自天上的能量，和游走于你与他人的交流联结之中的能量。再次觉知你的呼吸。或许你可以定期在心里提醒自己查看自己的呼吸。屏住呼吸是很容易的。

现在，闭着眼睛，来到你自己内在那个保存记忆的部分。当你到达那个地方时，请你回到你刚来到这次工作坊的时候，回到你第一次踏进这个房间的时候。回到你的记忆中，看看你能否记起当时的感受，乃至再次感到那些感受。然后，继续在记忆中游览，来到我们在研讨会上共同建立或开始建立起你理想中的自己的那个时候。

如果可以的话，在这段记忆中，请再次回想你开始建立自己的环境、自己的程序时的感受，回想它带给你什么样的感受。如果你觉知到当时有任何怀疑、顾虑或恐慌，现在你或许会再次感受到它们。不强求，只是有这样一种可能。

然后，在这种状态下停留片刻，或许你可以进入你的头脑，让你的记忆帮你回想你当时希望的是什么、你拿什么当作基础建材。特别是，你想要的是什么。

然后，让记忆继续往前走，来到当下，问问自己，你是否得到了有助于获取你想要之物的东西？在你的希望与所得之间是否有着某种联结？如果可以的话，请你也问一问你的心灵，当你为了得到你所希望之物而付出努力时，它是否想到了你想要拥有的其他什么东西？你是否想起了其他什么事，或者你认为有趣的，诱人的，让你兴奋的，刺激你的理智、情感和生命力的事？当下你是否有疑问或困惑，你是否觉得如果你能够找到恰当的语言来表达它们，或许你就会找到某种小的关联，帮你形成一个联结？如果是这样的话，请你允许自己寻求它，问出那个能够为你提供关联提示的问题。

现在，或许你可以跟随我的描述，在脑海中想象一幅画面。在你的右侧是一些看起来浑然一体（belong together）的东西；在你的左侧是一些看起来条修叶贯（fit together）的东西。你能否想象在这一左一右之间有着一种关联，以某种发挥重要作用的方式相互连接起来？这或许就是你的疑问的关键所在。

现在，正常地、舒畅地呼吸，让你的身心轻柔地接纳当下正在发生的事。现在要前往你内在的感恩按钮所在的地方，轻轻按它一下，看看它会为你播放什么音乐。你在思考、感受、观看、聆听、记忆、想象、爱、生气、嫉妒、竞争，这些是全人类都会做的。按下感恩的按钮，或许可以附上一句话，比如"我感激我……"——那是什么感觉？在舒畅、正常地呼吸的同时，留意身体是否给了你回应。一些东西正在流逝，一些部位紧张了起来，一些部位养分过于充沛，一些部位则过于干燥，无论回应是什么，你要知道，它们都只是身体对你当下所做之事的回应。这不是什么疾病的

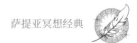

征兆，而只是你自己发出的回应，在你的思想、你的情感、你的记忆、你呼吸着的身体、你的自我价值、你的感恩之间。舒畅、正常地呼吸，你的身体感到舒服，这时请你让自己觉知，你是独一无二的，也就是说，你在一些基本的方面和其他每个人都差不多，而又在其他很多很多方面与别人不同。这些因素共同构成你的独一无二。没有第二个你。

这十天以来你几乎每天与三人小组的其他成员共度一个小时。现在，我想请你觉知你与成员们的相似之处、不同之处，以及你如何运用这相似性和差异性。或许你还能觉知到，自己是多么努力地在努力的成果与更有意义的联结之间建立起联结。进展起起落落，如股股浪潮。

再一次，舒畅、正常地呼吸，觉知你身上正在发生的事情：你的所思、所感，你身体可能的反应。现在，闭着眼睛，你感到舒适、放松，好像在看电影一样。请回忆，你的三人小组中是否有人曾让你想起你过去认识的某个人，或许你未曾觉知到，你将他们的回应解读成了别人的。请你觉知自己现在能否理解他们真实的样子，他们能否回应真正的你。与他们真正地在一起。

再一次，正常而舒畅地呼吸，让自己觉知：人类总是会用过去解读现在。现在的意义是让现在离开过去，让它仅仅被看作它本身。现在，舒畅而正常地呼吸，如果有任何疑惑，有任何你想要与之联结、想要更充分地感受的东西，请允许自己径直与它们连通。这样做的结果是你会完成一些事情，不是结束，而是完成。在考虑"完成"的意义的同时，你能否觉知到，承认未完成也是完成的一种方式？有些事就是需要很长的时间去完成的，这没什么关系。

过一会儿，我会请你睁开双眼，去做你接下来几分钟需要完成的事。然后我们会带你去一个地方，在那里对这次工作坊的经历说出一句有意义的道别，并且对即将发生的事说声你好，带着你对这段经历的认识。我会再次介入，我们会进行一个小小的仪式，它可能会进一步帮助你走上自己的路。好了，现在，舒畅而正常地呼吸，轻轻地睁开你的双眼。

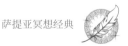

冠以你名字的宝藏

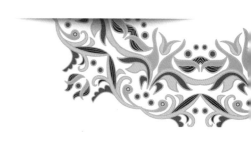

此刻，我想要我们都闭上眼睛，或许我们可以觉知到，我们的眼睑多么迅速地跟随我们的意愿闭了起来。我们没有承诺它们任何东西，也没有斥责它们，而只是产生了一个念头。我们能不能和身体的其他部位也进行这样的交流呢？身体能否以同样的方式回应我们呢？

你在这里，闭着眼睛，现在请觉知你坐在椅子上的状态——你几乎一整天都坐在它上面。感受你身体在椅子上

173

被支撑的感觉，感受你的双脚、你的臀部和你的背部的感觉。然后，觉知你身体的舒适感。你是否想动一动某个小部位，例如膝盖、脚趾或手肘——什么都可以。如果你听到了身体的信息，那就动一动吧。现在，把注意力放在你的呼吸上——你一直都在呼吸，但现在，请你带着觉知呼吸。当你觉知到呼吸的空气进入你的身体时，请觉知你所拥有的美妙机制，它纳入空气，过滤并把它送到身体各处。当你感受到空气进来的时候，让它在你的全身流淌吧，从脚趾尖直到头顶。让你的身体有意识地去体验被呼吸充满的感觉。下面，前往内在深处那个保存冠以你名字的宝藏的地方。

当你来到内在那个保存冠以你名字的宝藏的地方时，看看那里的那些资源：你视、听、触、味、嗅的能力，感受和思考的能力，行动和说话的能力，以及最重要的选择能力。从你当下所拥有的一切之中，选择此刻最适合你的。允许其余的东西存在，自在但不被使用。如果你发现，有很多东西你已经很久都不再使用了，请你允许自己选择让它们带着你的祝福离开，因为它们曾经为你服务过，但你现在不再需要它们了。也请你看看你所拥有的适合你的东西，以它们为荣，并且允许自己为自己添置那些你需要或想要但此刻尚未拥有的东西。

　　　　萨提亚冥想经典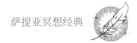

让自己再看一看这些资源，同时更深刻地觉知到这些资源一直不断地供你取用。你不仅可以选择使用其中的哪些，也可以选择如何使用它们。同时，你能否也允许自己只保留那些让你有所收获、照亮你的现在的经验，而放弃其他的一切呢？再次觉知你的呼吸。

现在，将注意力引向地球的中心，那里的能量持续不断地涌向你。带着植根的能量，把注意力放在你的双脚、脚踝、双腿，然后来到你的躯干……关注你与现实相连的能力……关注让你能与周围的人、事、物产生联结，与那些融合了植根性与灵感的人产生联结的能量。你可以汲取这股能量并将它赠予他人，就像一只三脚凳一样：我们的价值感、我们在这个星球上的存在，以及我们的植根能力，彼此启发，彼此联结。允许自己接纳一切。从中学习你所能学习的一切，尽管去品尝，但只吞下适合你的。

我们壮大自己的能力是为了建立联结，而不是把自己冻结起来——把自己从人群中孤立出来。我们允许自己探索身边可依靠的世界。

现在，再次觉知你的呼吸。允许自己充分地处在当下，并清晰地意识到，接下来你将在你的人生中朝着新的方向迈进，活在欣喜和觉知之中，无论发生什么事。在你想睁眼的时候，睁开你美丽的双眼，感受你自己。舒服地看看四周，轻轻地，让自己准备好迈出当下新的一步。

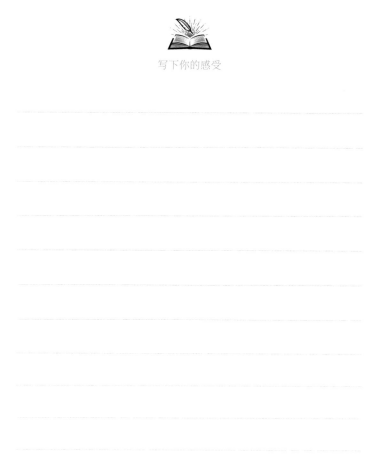

写下你的感受

萨提亚冥想经典

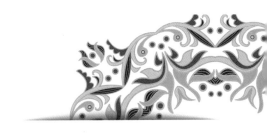

你的圣域之门

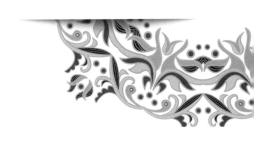

坐在椅子上，轻轻闭上你的双眼。或许今天，思索你与椅子之间的舒适关系，对你来说更容易、更舒服了。你也能更好地觉知你在椅子上找到平衡的方式，以及你的呼吸。或许此刻，你可以特许自己完全地觉知你的呼吸，吸气，觉知我们所拥有的庄严的机制，它让空气能够被我们吸纳进来。即使我们不知道呼吸是如何发生的，我们也知道它确实在发生，我们的庄严机制能够从呼吸中攫取珍贵的氧气，满足我们的需要。

或许我们可以想象一幅画，它描绘了我们身体内部的全貌，以及每个部位对空气中的氧气的需要。现在，我们在呼吸，有觉知地呼吸，我们能够看到吸进来的空气如何在身体内部流向所有身体部位。如果我们发现身体中有哪个部位是紧张的，就对它笑笑，让它放松，这样每个部位就都能被我们呼吸的空气所滋养。或许你会发现，当你与你的呼吸有更紧密的联结时，你的心灵之中有一种变得更为警觉的感觉。或许你可以告诉自己，下次你感觉到某个部位紧张时，记得让自己充分地呼吸。释放你心灵的警觉性，你便能以更完整的方式获取当下可及的任何东西。

再次深入你的内在，来到冠以你的名字的宝藏的保存之处，同时留意你的全部资源。那是你和全人类与生俱来的资源（只有相对而言极少的例外）：你视、听、触、味、嗅的能力，感受和思考的能力，运动和说话的能力，以及最重要的选择能力——有觉知地从你所拥有的一切之中选择适合你的东西的能力。只要你把事物放进你的觉知，你就可以还原它们的运作机制。用片刻的时间想想你需要的东西，你会发现有些你所需要的东西你尚未拥有。你可以让自己去寻求、开发和学习你所需要但尚未拥有的东西，这可能是我们将在

萨提亚冥想经典

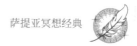

我们的余生中一直持续做的事情。这就是成长，是生命，是青春。

现在，让我们再次与来自地心的能量相连，它一直都在那里，等待我们发现。这股能量沿着我们的双脚、双腿向上流动，来到躯干，带来植根的能力——让我们成为现实的、实际的人的能力。也与来自天上的能量相连，它为我们带来感觉、直觉、想象和创造的能力。创造与直觉的能量，与植根的能量相遇，就创生出第三种能量：与我们的同类相联结的能量——从我们的双臂、双手、指尖流出，流向他人的能量。此刻，很重要的是，我们要记得，这些能量的获得没有性别和年龄之分，它们只与生命相关。也不分国籍与专业——每个人都能拥有它们。

现在，你的心灵放松而警觉，身体也很放松，你与你的各种资源相连，也与你的能量之源相连。你能否向自己发出感恩的信息，并允许自己在以后想起来的时候就这样做呢？

现在，我想再给你一个特别的东西，我希望你用你常用的那只手接住我的礼物。那是一把金钥匙。接过钥匙后（但愿你接过了它），用片刻的时间看一看它，它可以是金的，也可以是银的，可以没那么长，可以有珠宝装饰，可以写有你名字的缩写，随你的心意。我称它为金钥匙，但它也可以是银钥匙或宝石钥匙——它是专属于你的一把特别的钥匙。你一旦收下了它，就可以永远保留。暂时丢掉它的唯一方法，就是忘记它。这把钥匙的能力是，让你能够与你的神圣性相连，与你与生俱来的幽默感相连，与你战胜恐惧的能力相连，与你享受当下的能力相连，与你的爱相连，让你以一种有趣的方式笑对你的错误，因为它们可以是一扇通往新的可能性的新门。

此刻，或许你还可以把这把钥匙放在身上的某处，再次觉知你的呼吸，然后让自己想起某个地点、某个时间，可能是一分钟、十分钟，可能是许多年前，那时所有一切都如你所愿。那个地方可能是海边、山间、你的卧室，或是与一位朋友在一起，无论何地，它出现在你脑海里，一切看起来都恰如其分，很久以前也好，就在昨天也好，都可以。让自己回到那里，慢慢把自己从你当下所在的房间引向你对那个地方的记忆，那个房间、那片大海、那群山、那次家庭聚会，什么都可以。无论你要穿越多远的空间才能到达那里，只消为你的双脚插上翅膀。跨越空间，到达那个地点、那个时间，并让自己再次感受那里的风或音乐带来的感觉，再次看看花的颜色、人们穿的衣服，以及一切动作、言语和周围的

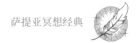

事物。

你可能来过这里很多次，但今天，当你来到这里时，你发现了一件以前从未发现过的事。你发现一扇门，当你看着门把手附近的区域时，那里好像有一道光牵引着你："快看我，快看我"——当你看过去时，你感觉自己被那扇门吸引过去。你轻轻走到门前，因为你觉得就该这样做，你的手伸进口袋，拿出了你的钥匙。你走近这扇门时，你觉得就该拿出钥匙插入锁孔。你打开了门，映入眼帘的是一个正合你意的房间：颜色正好，木材正好，音乐正好是你想听的，地毯的厚度和颜色也正好符合你的心意。

你走了几步，进入房间。光照射进来，你发现，在这个颜色正好、音乐正好、温度让你感到很特别的地方，有一排书架。你发现书架上有一本书与众不同，好像离你稍近一些。它吸引了你的注意，你向它走去。走近时，你发现它的封面由最美丽的皮革制成，是你喜欢的颜色。你看到这本书叫作"我之书"。你拿出这本书，它的手感非常好。你翻开它，在"我之书"字样下方显示，作者是你。你的名字以你最喜欢的字体凸印在扉页。你既惊讶，又感到一切顺理成章。你翻开到正文的第一页，看到第一行字："从前……"然后你读到了有关你的出生的历史，接着是自你来到这颗星球以来你经历的所有事情，你遇到的人们、你有过的快乐和痛苦、你犯过的错误、你收获过的成功、孤独的时刻、分享的时刻，以及你的困惑。

你从你出生时开始翻动书页，看到你学习坐直和走路，学习发现与探索，渐渐翻到了今天这一页。无论到今天为止你已活过了多少天、多少月、多少年，它们在这本书中都已经被翻了过去。你看着已经写下你的故事的部分，它与尚未写下的部分相比，是那么微不足道。

现在，你看着已经写过的部分的最后一页，最后一句吸引了你的视线，你好像没读过这本书——尽管有些部分确实很熟悉，但这一句好像很陌生，似乎又有些熟悉，它是这样写的："不管别的，我知道，我始终有我。"你心潮澎湃，看着那些等待被书写的书页，开始感到一些对过往的惆怅；突然，最后的这句话让你意识到，所有过去的事都是你做过的功课，你可以从中学习。想到明天、后天、大后天，你感到发自内心的兴奋。你站在昨天新的所学之上，它不一定是重复性的，但一定是通往新的可能性的阶梯。

你内心开始因希望而躁动，你甚至感到自己可能面朝大地摔下去，但此刻你觉得这个危险好像有点好玩。你感到你

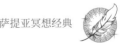

在做一个宏大的梦，你知道你能实现你的梦，因为你已经拥有了许多。你看这本书时，它在手中的触感很好。你知道它只属于你，只有你会读它，你也知道这个房间只有你能来，它是你的圣域。你还知道，你想来就可以来，或许可以每天都来，在这本书中写下新的一页。

你感觉现在需要离开了，同时你感受到一种极大的自由：你随时可以回来。你把那本书放回书架。你内心的感受像在冒着可爱的气泡。你不是很理解，但感受确实是这样的。你转过身，穿过房间，走出房门，用你的钥匙轻轻锁上了门。再次看看这个一切都正合你意的地点和时间，让自己记得，下一次不如意的时候，它可以给你自信，让你相信总有办法应对，因为你知道一切如意的体验是什么样子的。你知道你的钥匙会永远伴随着你，只有你想起它时它才能为你所用。你回来了，完全地回到当下这个房间、你的椅子、你美丽的自我、你警觉的心灵、你放松的身体，感受到自己的唯一性、神圣性，以及你潜在的幽默感——这一切都在这里。请你再次允许自己拿起周围的一切，品尝它们，但只吞下适合你的，这样你就可以将只吸收合适的东西的能力保持在高点。在这个状态下，当你想睁眼时，轻轻地让你美丽的双眼睁开吧。完全睁开眼后，查看你的身体是否想要站起来，让身体自由地动一动，看一看四周，或者继续静静地坐一会儿。

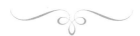

用心感受。

用脑思考。

用身体运动。

用人格联结。

用我们的神圣性接收一切生命力。

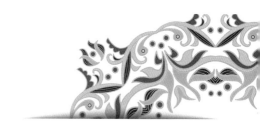

我的告别

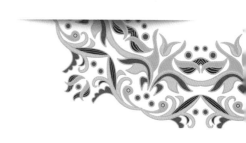

让自己充分觉知你的呼吸。让自己觉知你呼吸的空气中的养分。或许今天，你比以往任何时候都更能觉知到，你的呼吸并不是你创造的，你也没有创造呼吸进出身体的通路。你所创造的只是你呼吸的节奏、程度和方向。这是一份重要的天赋，你是主宰。空气和你加工空气的机制都在那里，你只需要把它们放在一起。

这个比喻也适用于爱。你周围充斥着爱。你具备使用和体验爱的能力和机制。你只需要将二者放在一起。

你周围充斥着能量。你拥有加工能量的机制。你只需要将能量及其不同的用处带给自己。

你的自我价值无处不在。每个人都有其自我价值。你具备将这价值活出来的机制和能力。你需要做的，只是将价值之源和你的运行方向放在一起。

其他一切事物也都是这样。你将原材料与你美丽的身体、心灵放在一起，发现其效用。若你需要创造所有能量，同时需要创造能量的各种用途，那就太难了！但你只需要做一件事，而不是两件都做：你只需关注用途。这不是很艰巨的任务，但我们中有些人要用一生的时间去完成。

再一次，让自己觉知你的呼吸。提醒自己，仅凭你活在这颗星球上这一事实，你就与来自地心的能量息息相关。你只需要觉知它，觉知到它一直都在那里。它是植根的能量，从地球的中心一路向上，通过你的双脚和双腿来到你这里。来自天上的能量也一样，一直在那里，自上而下，从你的头顶、脸颊、脖颈、手臂到达你的躯干，与植根的能量汇合。来自天上的能量是灵感的能量、感受的能量，是感到与万物为一的能量。接受灵感和植根的美丽能量，让它们共同创造

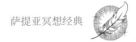

第三种能量，也就是与同为人类的他人相联结的能量。

让自己去往内在深处——让你能够使用灵感、联结和植根能量的资源的所在之处。这资源包括你看的能力，不只是用肉眼去看的能力，还有在头脑之中去看的能力；包括你聆听言语和音乐之声的能力，聆听大笑的欢乐、哭泣的悲哀的能力，以及在头脑之中听取声音背后的意图的能力；包括你的触觉、味觉和嗅觉能力，去认识触觉背后的东西、气味背后的东西的能力；还有你说话的能力——将思想化为语言的能力，使用语言这一伟大发明、使用左脑的能力。左脑储存着各种美丽的编码与定义，以及处理数学问题、分析和推理的能力。而另一边的右脑给予你精神、觉知以及生活的快乐和痛苦。

你是一座 24 小时运转的仓库，不停地生产着想法，这些想法中有些是有用的，有些则是愚蠢的。你可以从你所创造的所有这些原材料之中选择你现在想用的。多么不可思议，不是吗？

你也拥有运动的能力，那是多么美丽的资源啊。你可以运动 206 块骨头，它们连接着许多肌肉纤维。还有更美丽的系统：血液系统、呼吸系统、体温调节系统、中枢神经系统、自主神经系统。你全身上下满是帮助你运动和转移觉知的宝藏。运动就是生命，你既拥有运动，又拥有生命。

你还拥有从昨天的东西中选择适合今天的东西的能力。你知道，你可以保留并发展昨天遗留下来但不再适用于今天的资源。你可以祝福它，因为它曾是伴你来到今天的一个重要的部分。你要接受，继续使用老方法的代价太高了。再看看你现在所拥有的东西吧，然后向前看，你知道你拥有迎接明天的全部资源。

提醒自己，你有那把能够打开只属于你的圣域之门的金钥匙。圣域饰以你最爱的颜色，造以你最爱的木材，藏有你最爱的书籍，播放着你最爱的音乐。也要记得你的愿望杖，它给你力量和勇气，把你的愿望转化成语言说出来。如果愿望不被表达出来，那么什么都不会发生。当愿望被说出来后，就会发生一些事。而如果你邀请他人来共同完成你的愿望，就会发生更多事。记得这根愿望杖，它给你勇气面对恐惧，并让你能够与当下的感受和思想相连。

还要记得你的"是/否"勋章，它让你能够说"是的，它现在合适"或"不，它现在不合适"。说出是或否，让你能够与当下自己的状态相连。要牢记，这一判断基于合适与否。你可能会说："它现在不合适，但过后可能会合适。"但重要的是，它现在合适吗？

　萨提亚冥想经典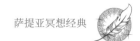

现在，你已经全副武装，带好了你的金钥匙、愿望杖和"是／否"勋章；带好了觉知和控制呼吸的能力，这样便可以与你的生理自我相连；带好了你的关心和爱，你的情绪自我，你的智性自我；带好了你的互动自我，"我和你"的部分；带好了你的感官自我，所有孔窍整合为一；带好了你的营养自我，控制你吸收进来的一切；带好了你的环境自我，它是你与光、声、空气、温度、时间、空间和色彩的联结；带好了你的灵性自我，它将你与整个宇宙相连，而宇宙中有我们如何产生与存在的真正蓝图。你没有一个固定的命运，你有的是去实现美丽的人类蓝图、美丽的人类自我的能量和能力。

现在，我将离开你，眼含热泪，我为与你共度这段时光喜极而泣。我看到大地上有了更多的爱、更多的联结、更多的合作，我感谢你用这种方式加入了我。现在，当你准备好的时候，向所经历过的道别，向即将发生的问好。再见。[一]

[一] 经授权再次使用，来源为萨提亚全球网络。

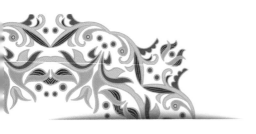

萨提亚曼陀罗

斯蒂芬·巴克比

曼陀罗在一些文化中也被称作生命之轮，已经被使用了许多个世纪。卡尔·荣格发现，曼陀罗这种在东西方社会和宗教中都出现了的古老的原型是成长和转变的利器，是完整性的象征。

维吉尼亚·萨提亚将曼陀罗当作一种探索人类普遍性的工具。在这本书中，你会看到很多由艺术家郝宗媛（Alexandria Hao Zongyuan）手绘的曼陀罗。曼陀罗为我们提供了一种以发展的眼光审视人类和人性的方式。它可以被用作诊断工具和教学工具，帮助我们了解我们如何体验自我。它为我们提供了一种方式，将人看成复杂、完整的存在，并全然接受。它帮助我们理解人类的共同模式。

维吉尼亚·萨提亚将曼陀罗引入为一种教学工具，用以说明人类普遍性的概念，以及一种便利通道，帮助人们获取自己本具的资源。其基础是，所有人都是独一无二的，独一无二这件事是普遍的。曼陀罗让人能够看到我们的各个方面如何协同互联，看到它们可以并且需要合作，才能共创一个平衡的系统。

曼陀罗试图勾勒人类系统的各个层面，这个系统就是人们之间共享意义的平台和工具。曼陀罗展现了一个人能够如何涉足普遍的层面，更好地理解另一个人的经历，并在人生的许多不同的重要方面获得和谐。它是一种探索信念的美妙途径，让我们可以探索信念的成因，并可以改变信念，以获得更大程度的平衡与完整。

维吉尼亚·萨提亚的曼陀罗，是一个语言性的、概念性的形式和结构。它有八个部分或层面，它们围绕着一个人的核心，核心即自我。她认为它们具有普遍性。

我为每一个部分做了简要的定义。

灵性——这是我们的本质。维吉尼亚·萨提亚认为，我们是以人类形式存在的灵性。灵性是我们生命能量的显现。

智力——这是我们加工和理解经验的能力。是我们思考、解决问题、拥有理性的能力。

情绪——我们的情绪感受就像温度计。它们告诉我们，在情境中我们对自己有怎样的体验。它们帮助我们决定如何存在、如何行动。情绪是我们将自己的感受输出给世界的能力。

身体——我们的身体给了我们生理的形式。我们展现给世界的就是我们的身体。它是我们与他人交往的主要方式。

感官——这个层面包括我们的听觉、味觉、视觉、嗅觉和运动感觉通道。它们是通往外在世界的大门，是我们通过感官来体验我们存在的能力。

情境——情境就是你在时空中的位置。它是我们的环境、我们的处境。情境部分是我们的情境通道，引导着乃至控制着我们的体验。它包含我们从原生家庭带到当下的信念。

萨提亚冥想经典

互动——这是我们的人际联结与关系，但在更广泛的意义上，它也包括我们的自言自语，以及与周围世界的互动。

营养——这个维度基本上是有关食物的。更广泛地讲，它关乎我们如何获取能量，而进食只是获取能量形式中的一种。营养对于我们保持身体、情绪和心灵的健康而言十分重要。

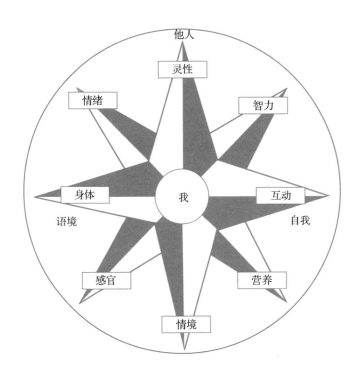

萨提亚观察世界，像许多敏锐的观察者一样，她发现了经验的模式，并为它们命名，展现给我们一个对于人类普遍性的共识。她在世上游历得越多，就越多地看见人类相互联结的能力，因为我们共享着存在的至少八个层面。在游历的过程中，萨提亚也观察曼陀罗艺术品，就像你在本书中看到的这些一样。她用曼陀罗作为象征，教人们用自己个人化的曼陀罗去认识自己和他人。她看到，每个层面都影响着整体，整体也影响着每个部分和每个层面，它们都连接着名为自我的核心。

在亚洲、欧洲和北美洲的工作坊中，我都用萨提亚的曼陀罗教人们认识自己，以及如何在八个层面体验自我，如何更好地理解自己和他人，如何更好地照顾自己和各种关系。有关我对曼陀罗的运用，可参考我 2016 年的作品（Buckbee, 2016）。

我希望你可以使用引导式冥想以获得自己的成长，享受原创曼陀罗的乐趣，并观看你自己的曼陀罗，从而更深刻地理解自己，拥有更加平衡的生活。

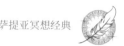

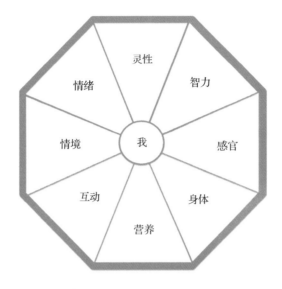

1. Buckbee, S. (2016). An Overview of the Satir Mandala: A Teaching and Therapy Tool. In Banmen, J. (ed.) Application of the Satir Growth Model, Satir Institute of the Pacific, Langley, BC Canada

2. Cunningham, B. (2002). Mandala Journey to the Center. London, UK: Darling Kindersley Books

3. Satir, V., Banmen, J., Gerber, J., Gomori, M. (1991). The Satir Model Family Therapy and Beyond, Science & Behavior Books, Inc.

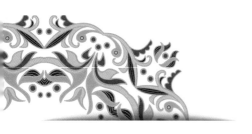

贡献者简介

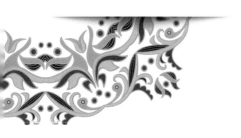

约翰·贝曼（Banmen, John）

贝曼是享誉国际的作家、治疗师、督导和工作坊培训师。他曾在亚洲、欧洲、南美洲和北美洲举办训练营。他也是《萨提亚家庭治疗模式》（*The Satir Model: Family Therapy and Beyond*；1991）的共同作者、《萨提亚冥想》（*Meditations of Virginia Satir*；2003）的编者、《萨提亚成长模式的应用》（*Applications of the Satir Growth Model*；2006，

2016）的编者、《萨提亚……她自己说》（*Virginia Satir…In Her Own Words*；2008）的编者，以及《萨提亚转化系统疗法》（*Satir Transformational Systemic Therapy*；2008）的编者。

贝曼是加拿大不列颠哥伦比亚省的注册心理学家，美国婚姻与家庭治疗协会（American Association for Marriage and Family Therapy, AAMFT）认证督导。在最近 10 年间，他主要的工作是在中国用萨提亚模式，帮助 65 000 000 人获得更健康的身体、更幸福的生活、更成功的事业。

斯蒂芬·巴克比（Buckbee, Stephen）

巴克比曾任教于美国密歇根州埃斯卡纳巴的诺克湾社区学院，教授社会学、社会项目、婚姻与家庭及相关课程，并参与组织了 24 年公共服务项目。在从事教育工作之前，他是一名药物滥用方面的咨询师和医院药物滥用部门的住院咨询师。

巴克比是萨提亚成长模式的高级培训师，在美国、欧洲和亚洲举办工作坊，他的方法的核心是曼陀罗。

目前，在退休后，巴克比帮助萨提亚全球网络组织线上项目和服务。他拥有社会工作硕士学位。

郝宗媛（Hao ZongYuan, Alexandria）

应用心理学硕士，贝曼萨提亚中国管理中心副主席。

- 中国心理学会临床与咨询心理学注册系统注册心理师：X-13-012
- 萨提亚太平洋协会临床会员
- 贝曼萨提亚中国管理中心（BSCMC）认证萨提亚模式咨询师、督导师
- 贝曼萨提亚中国管理中心（BSCMC）首批认证导师
- 贝曼萨提亚中国管理中心（BSCMC）高级教师

郝宗媛曾在中学及高校担任心理老师和心理咨询师，接受过诸多心理治疗流派的专业培训，自 2009 年起，开始就职于贝曼萨提亚中国管理中心，与约翰·贝曼博士一起在中国各大城市进行萨提亚模式的教学、培训、发展管理。

郝宗媛擅长带领冥想、曼陀罗绘画、诗歌创作，出版了《萨提亚心灵之语：郝宗媛诗画录》《萨提亚冥想》（CD光盘），她的绘画也作为插画被收录在《萨提亚冥想》（*Satir Meditation*）、《简单而深刻》（*Simple but Profound*）等书中。

目前郝宗媛服务的领域和项目有：

1. 教育系统（高校、中小学）心理咨询师的培训项目；

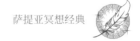
萨提亚冥想经典

2. 职业助人者的自我关爱与应用项目，服务人群包括班主任、医生、护工、各学科老师、高校辅导员、警官等；

3. 女性的生命力量绽放、自尊提升与潜能实现项目；

4. 萨提亚模式转化式系统治疗咨询师认证培训项目。

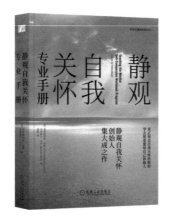 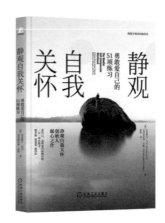

静观自我关怀专业手册

作者：（美）克里斯托弗·杰默（Christopher Germer）克里斯汀·内夫（Kristin Neff）著
ISBN：978-7-111-69771-8

静观自我关怀（八周课）权威著作

静观自我关怀：勇敢爱自己的51项练习

作者：（美）克里斯汀·内夫（Kristin Neff）克里斯托弗·杰默（Christopher Germer）著
ISBN：978-7-111-66104-7

静观自我关怀系统入门练习，循序渐进，从此深深地爱上自己

正念

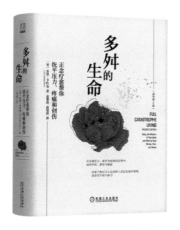 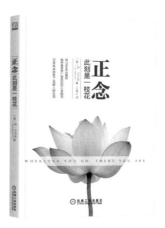

多舛的生命：正念疗愈帮你抚平压力、疼痛和创伤（原书第2版）

作者：（美）乔恩·卡巴金（Jon Kabat-Zinn）著 ISBN: 978-7-111-59496-3

正念减压（八周课）权威著作

正念：此刻是一枝花

作者：（美）乔恩·卡巴金（Jon Kabat-Zinn）著 ISBN: 978-7-111-49922-0

正念练习入门书

欧文·亚隆经典作品

《当尼采哭泣》

作者：[美] 欧文·D.亚隆 译者：侯维之

这是一本经典的心理推理小说，书中人物多来自真实的历史，作者假托19世纪末的两位大师——尼采和布雷尔，基于史实将两人合理虚构连结成医生与病人，开启一段扣人心弦的"谈话治疗"。

《成为我自己：欧文·亚隆回忆录》

作者：[美] 欧文·D.亚隆 译者：杨立华 郑世彦

这本回忆录见证了亚隆思想与作品诞生的过程，从私人的角度回顾了他一生中的重要人物和事件，他从"一个贫穷的移民杂货商惶恐不安、自我怀疑的儿子"，成长为一代大师，怀着强烈的想要对人有所帮助的愿望，将童年的危急时刻感受到的慈爱与帮助，像涟漪一般散播开来，传递下去。

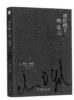

《诊疗椅上的谎言》

作者：[美] 欧文·D.亚隆 译者：鲁宓

世界顶级心理学大师欧文•亚隆最通俗的心理小说
最经典的心理咨询伦理之作！最实用的心理咨询临床实战书
三大顶级心理学家柏晓利、樊富珉、申荷永深刻剖析，权威解读

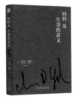

《妈妈及生命的意义》

作者：[美] 欧文·D.亚隆 译者：庄安祺

亚隆博士在本书中再度扮演大无畏心灵探险者的角色，引导病人和他自己迈向生命的转变。本书以六个扣人心弦的故事展开，真实与虚构交错，记录了他自己和病人应对人生最深刻挑战的经过，探索了心理治疗的奥秘及核心。

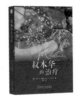

《叔本华的治疗》

作者：[美] 欧文·D.亚隆 译者：张蕾

欧文·D.亚隆深具影响力并被广泛传播的心理治疗小说，书中对团体治疗的完整再现令人震撼，又巧妙地与存在主义哲学家叔本华的一生际遇交织。任何一个对哲学、心理治疗和生命意义的探求感兴趣的人，都将为这本引人入胜的书所吸引。

更多>>> 《爱情刽子手：存在主义心理治疗的10个故事》 作者：[美] 欧文·D.亚隆